医学と人生の師
亡き恩師 村川章一郎先生に本書を捧ぐ

村川章一郎先生の言葉
「かつて経験した疾患を的確に診断するのも名医であろう、
しかしかつて診たことのない疾患を診断できる医師こそ
本当の名医といえるであろう」

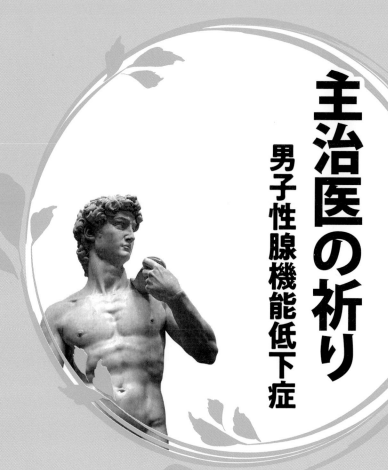

主治医の祈り

男子性腺機能低下症

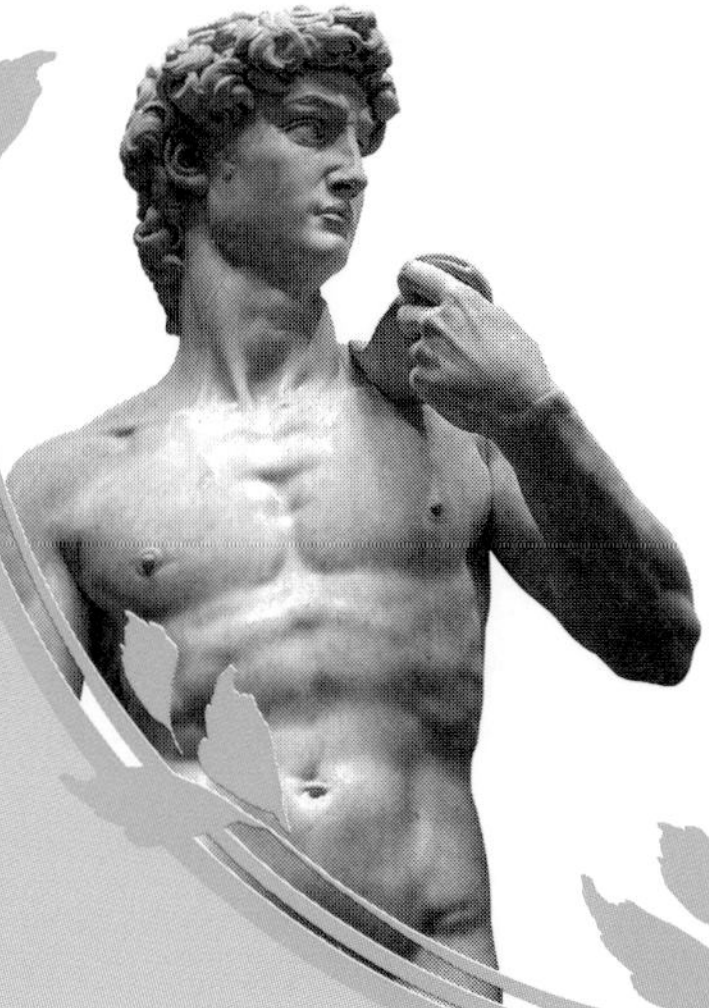

岡本 新悟

岡本内科こどもクリニック院長
畿央大学客員教授
元・奈良県立医科大学臨床教授

メディカルレビュー社

発行に寄せて

私の尊敬する岡本新悟先生が，すばらしい本を発行されました。『主治医の祈り』で始まる表題にふさわしく，本書には岡本先生の50年に及ぶ診療から湧き上がってくる思いが詰まっています。それは個人的な感情を超えて患者さんも臨床医も共感できるものであり，何にもまして深く正確な医学的知識と経験が根底にあります。岡本先生は内科医であり成人を主に診る内分泌科医ですが，胎生期・小児期・思春期についての記載からも小児内分泌科医は学ぶところがたくさんあります。それは，たくさんの患者さんと一生の人生を共にする中で小児期の臨床を捉えているからだと思います。本書が広く読まれ，たくさんの出会いが次々に生まれることを祈ります。

福島県立医科大学放射線医学県民健康管理センター特任教授
元・日本小児内分泌学会理事長
横谷　進

本書は，50年以上にわたって幅広く多種多様な内分泌疾患を診てきた内分泌代謝科専門医が，男子性腺機能低下症に焦点を当て，この疾病にかかわる課題に対してどのように取り組み，患者さんそしてご家族のために最善を尽くしてこられたかが生々しく伝わるすばらしい書籍である。学術内容は基礎医学から臨床医学とすべてが網羅された優れた教科書であり，具体的な症例について診療上の工夫が随所に記術されており，内分泌代謝科専門医に一読を勧めたい。女子に比べて男子の性腺機能低下症は，さまざまな理由で患者さん自ら医療機関を受診することが少なく，一人で悩まれている患者さんも少なくない。そのような患者さんやご家族のためにウェブ上に相談窓口を開設し，その受け皿となって多くの相談に乗ってこられ，適切な治療によって豊かな人生を送れるようになった患者さんたちの喜びのメッセージも紹介されており，今悩まれている患者さんにも読んでいただきたい一冊である。

神戸大学名誉教授
元・日本内分泌学会副理事長
千原 和夫

主治医の祈り ―男子性腺機能低下症―

もくじ

はじめに
人にとっての性から本書出版の経緯まで

1 ヒトにとって性とは

性腺機能異常について考える前に，「ヒトにとって性とはいかなるものか」について考えを巡らせてみたい[1]。ヒトのモデルとして，動物の性を対象にたくさんの研究がなされているが，まだ解明されていないことが多い[2][3]。医師としての視点から「性」を簡単に説明するなら，生命の発生から進化の過程で「性」を礎とした雌性《しせい》と雄性《ゆうせい》による遺伝情報の交換によって，環境への適応と種の多様性

はじめに　人にとっての性から本書出版の経緯まで

とが推し進められ，生命体の多様な進化に貢献している，ということができる。見方を変えれば，生命発生から現在までの進化の過程のすべての遺伝情報の集積として個人が存在し，次の世代への遺伝子の橋渡しとして「性」という機能に依存して遺伝子を受け継いでいる，ともいえる。文学的な表現を加えるなら，個人は連綿と続く生命の進化の過程で，ヒトとして進化の一点に存在している，といえるだろう。

「性」の根源的な機能は「種の保存」であるが，人間はその範疇《はんちゅう》をはるかに超えた意味合いを付与している。人間にとって性は好奇心をかきたてるトピックであり，文学作品のテーマとしたり，また異性に対する想いを音楽にして歌ってきた。「性」は命を支える礎で，秘め事である一面とともに，多様かつ豊かな人生の彩として日常の生活にも深く根付いている。

私は医師として内分泌を専門にしており，特に成長障害と性腺機能異常について研究を続けてきた。臨床経験を通して私なりに「性」を理解し，思いを抱きながら患者さんの治療にあたってきた。その一端を紹介したい。私は２００９年に日本内科学会 第53回 近畿地方会で『男子性腺機能低下症は見逃されている』という演題で教育講演を行った。そのとき「人にとって性とは何か」というテーマで性について私の考えを紹介し，性についての私のイメージを短い詩にまとめて聴講者へ伝えた（詩）。「性」を一言で定義することは困難だが，詩を通してイメージを膨らませて想像することで，医学とは異なる視点から，性を理解してもらおうと試みたのである。人間にとって「性」がいかに複雑かつ深淵《しんえん》で，生きることと切り離せないテーマであるか，実感するところであろう。

2 性に何らかの障害があった場合

私は長らく内分泌疾患の患者さんの診療に携り，男子の性腺機能低下症の患者さんを数多く診てきた。脳腫瘍術後に起こることがある性腺機能低下症だけでな

はじめに　人にとっての性から本書出版の経緯まで

人にとって性とは
　　生命そのものに内在し
　　　　生命の共演によって新たな生命を生み出し
　　　　　　成長と発達の原動力となる
　　　　　　　　崇高な創造のエネルギーである

　　　　それは家族を構成するための
　　　　　　最も基本的な要素であり
　　　　　　　　コミュニケーションの力ともなり
　　　　　　　　　　人間社会を構築するための引力である

　　　　それは人生の喜びや悲しみ，ときには悲劇をもたらす
　　　　　　　　芸術を生み出す大きな力でもある

　　　　　　　　　　しかし誤れば犯罪にも加担する
　　　　　　　　　　　　手に負えない両刃の刃でもある

おかもと　しんご

詩　人にとって性とは

（著者作成）

く，先天性の性腺機能低下症も多く経験した。特に嗅覚欠損《きゅうかくけっそん》を伴う性腺機能低下症であるカルマン症候群など100例を超える患者さんが全国から当院に相談に来られ，診断・治療を担当している。また，染色体異常であるクラインフェルター症候群についても，当院のウェブサイト（http://www.okamotonaikakodomo.com/）を活用し，多くの患者さんや家族の方々の相談にのっている。

患者さんたちは診断がつくまでの自分の人生を振り返り，陰茎が小児期から発育せず友人と比べて見劣りすると感じたり，そして年齢が思春期に近づくとともに体力や運動能力，さらには気力まで同年齢の友人に比べて男性らしさが劣っていると感じることもあるなど，コンプレックスを抱きながら生きてきたと話す患者さんもいる。好ましい女性に恋心を抱いても，自分の身体に男性らしい特徴を感じづらいことが心の足かせとなり，女性に声をかけることなど到底考えられなかったという患者さんもいた。結婚などできるはずがないと失望し，人生の先行きに夢を描けない，死にたいと悩む患者さんもあった。性に興味をもち，恋愛，結婚，子どもをもつことなどの行為は，人間の社会的な基本的営みである。しかし，思春期になっても二次性徴が初来せず，年齢を重ねても外性器が十分に成熟しない性腺機能低下症の患者さんにとって，「性に関わる営みは自分には縁のない世界と見える」と話す患者さんもいる。私は多くの男子性腺機能低下症の患者さんを治療する中で，患者さんたちが治療を受けるまでの辛い思いを多く聞かせていただいた。特に自分の性器に対するコンプレックスと，声変わりせずヒゲが生えない女性のような体型，さらに運動能力や体力面で他の男性にかなわない自分に自信を失った経験やそのときの辛さを，堰《せき》を切ったように医師である私に吐《と》露《ろ》してくれるのである。そして，私が「ホルモンの補充療法を続けることによって，正常の男性と同程度まで外性器の発育を促し，精子が育ち，子どもをつくる能力を備えるようにもなる可能性があります。」と患者さんに説明すると，一転して希望が持てることを知って，今までの辛かった思いが払拭《ふっしょく》され，喜びで涙される方が少なくないのである。そして，治療を受け始めて1～2年後には男性として自信をもって生きている姿を目の当たりにし，その喜びの声を聞かせていただくことが少なくないのである。

なにより医師として嬉しいことは「先生に診てもらって感謝しています。今，子どもがいる家庭をもつことができて幸せです。」と家族の写真入りの年賀状を毎年送ってくれる患者さんが何人もいることである。その1例を紹介する。今から約30年前に私の外来に紹介された，20歳代後半の男子性腺機能低下症の患者さんである。嗅覚欠損を伴うことからカルマン症候群と診断し，ゴナドトロピン療法を開始することになった。治療開始から半年頃から声変わりやヒゲが生え，陰毛も現れ，次第に二次性徴が完成するようになった。本人も「治療できるとは思ってもみませんでした。」と喜んでくれた。3年後に恋人を連れて私のクリニックを訪れ「結婚を約束している彼女です。妊娠しましたので報告に来ました。ありがとうございました。」とおっしゃった。その患者さんは3人の子どもをもつ父親として元気に生活され，近々還暦《かんれき》を迎え，もうじきお孫さんができると喜んでおられる。ホルモン治療だけでなく，心理的なコンサルトもうまくいった例である。

3 書籍化への経緯

２０２０年10月23日に行われた『関西遺伝カウンセリング合同カンファレンス』において，私は小杉眞司先生（京都大学大学院医学研究科医療倫理学・遺伝医療学教授）の招聘《しょうへい》により，『男子性腺機能低下症の診断と治療』という演題で教育講演をさせていただいた。本書は，この講演の内容をベースに加筆したものである。講演を終えて聴講者から多くの質問をいただいたことが，私にとって書籍化を志す大きな動機となった。

性腺機能低下症は，診断がつけば，ホルモン補充療法で治療の効果が期待できる疾患である。性腺機能低下症に対するホルモン補充療法は，血液中のホルモンの測定値を指標として治療できるため，専門医にとって難しい治療ではない。ところが，男子性腺機能低下症の患者さんにホルモン補充療法などによる治療を行い，正常な男性と同程度にまで二次性徴が完成したとしても，患者さんは恋をしたり，ましてや勇気をもって結婚を申し込むなどできないと悩み続ける症例も散《さん》見《けん》される。患者さんから寄せられる内なる声に，主治医として耳を傾ける経験を通して，私は自身が臨床医として追求する治療のゴールは「身体的な病変の改善，いわゆる病気を治すことに加え，病に伴う不安やコンプレックスから患者さんを解き放つためのコンサルトまでを含めて，患者さんに向き合いたい。」という考えに至った。性の成熟により，本人の希望があれば，例えばパートナーを見つけたり，子どもをもつといった，患者さん自身による選択肢の自由が広がることを念頭に，患者さんに寄り添う治療を目指している。男子性腺機能低下症の治療にあたる内分泌科の医師は，その診断からホルモン治療による二次性徴の到来と身体機能の成熟を医学的に観察するとともに，精神科の医師とは違った視点から患者さんの心理を受け止め，共感できるのではないだろうか。本書はその試みとして，医学的情報とともに，私が出会った性腺機能低下症の患者さんの心の声を紹介するものである。なお，メッセージを紹介したすべての患者さんから，本書の掲載に対する同意を事前に得たうえで，プライバシーにかかわる部分は伏せて紹介した。本書が患者さんの心情を理解するための一助となるはずである。

日本では男子性腺機能低下症を専門とする内分泌専門医は限られており，相談の窓口は乏しい。今後，男子性腺機能低下症の治療と進歩に興味をもって，努力してくれる若い医師にも期待しており，患者さんの苦しみや辛さがどのようなところにあるのかを知っていただくためにも，私の50年近くに及ぶ臨床経験をもとに，患者さんの声を紹介した。

また，本書は医師だけではなく，保護者の方にも役立てていただけると考えている。思春期の男の子の性発育は，特に女性であるお母さんにとって自身が体験したことのない成長過程である。本書には少し専門的で難解な医学情報が含まれているかもしれないが，子どもの発育の過程として二次性徴を見守るための情報源として，不安を抱えた保護者の方にも手に取っていただけると幸いである。

本書の原稿草案は，当院のウェブサイト（http://www.okamotonaikakodomo.com/）に公開しながら加筆を続け，それを目にされた多くの患者さんからメッセージや体験談を送っていただいた。本書はまさに患者さんの期待を背負っての執筆であり患者さんの後押しがあって完成できたと感謝している。最後に，本書の執筆にあたり，泌尿器科専門医として貴重なご意見をいただいた金子佳照先生にこの場を借りてお礼を申し上げたい。

２０２３年11月

岡本　新悟

Chapter 1

男子性腺の発生と分化から完成まで

1 男子性腺の分化と発育を理解する

男子性腺は，胎生期《たいせいき》に発生から分化が起こって原型を成す。そして出生後に，性腺の発育から完成までが起こる。よって，男子性腺を理解するためには，ヒトの年齢に応じた性腺の変化を時間軸で理解する必要がある。

受精卵をスタートとして，細胞分裂を繰り返し，目的とする組織に分かれながら身体を形づくっていく過程を分化《ぶんか》（differentiation）という。分化の開始から完成までを**図1**に示す。受精卵から桑実胚《そうじつはい》に分化し，胎児《たいじ》の原型が形づくられる過程で中間中胚葉《ちゅうかんちゅうはいよう》（intermediate mesoderm）の一部から，*WT1*（Wilms tumor1），*SF-1*（Steroidogenic factor-1）といった遺伝子の働きにより，二分化能性腺（bipotential gonad）という男子性腺と女子性腺のいずれにも分化が可能な組織である性腺原基《せいせんげんき》が形づくられる。性腺原基にY染色体にコードされている*SRY*(sex determining region of the Y chromosome)と，*SOX9*(SRY-box9)といった遺伝子の働きで精巣が形成されていく[4]。性腺原器を男性に分化させるかどうかは，Y染色体の有無にかかっている。

胎児の精巣は，テストステロンを合成し分泌するライディッヒ細胞（Leydig cell）と，精子形成を担当するための精細管《せいさいかん》を形づくるセルトリ細胞（Sertoli cell）に分化する。胎生期3～6週頃に母体の胎盤から分泌されるヒト絨毛性《じゅうもうせい》ゴナドトロピン（human chorionic gonadotropin：hCG）の作用で胎児の精巣が発育し，テストステロンの分泌が促される。

男子性腺の原型は胎生期7週頃に形づくられ，テストステロンの上昇がシグナルとなって，胎児の視床下部《ししょうかぶ》から性腺刺激ホルモン放出ホルモン（gonadotropin

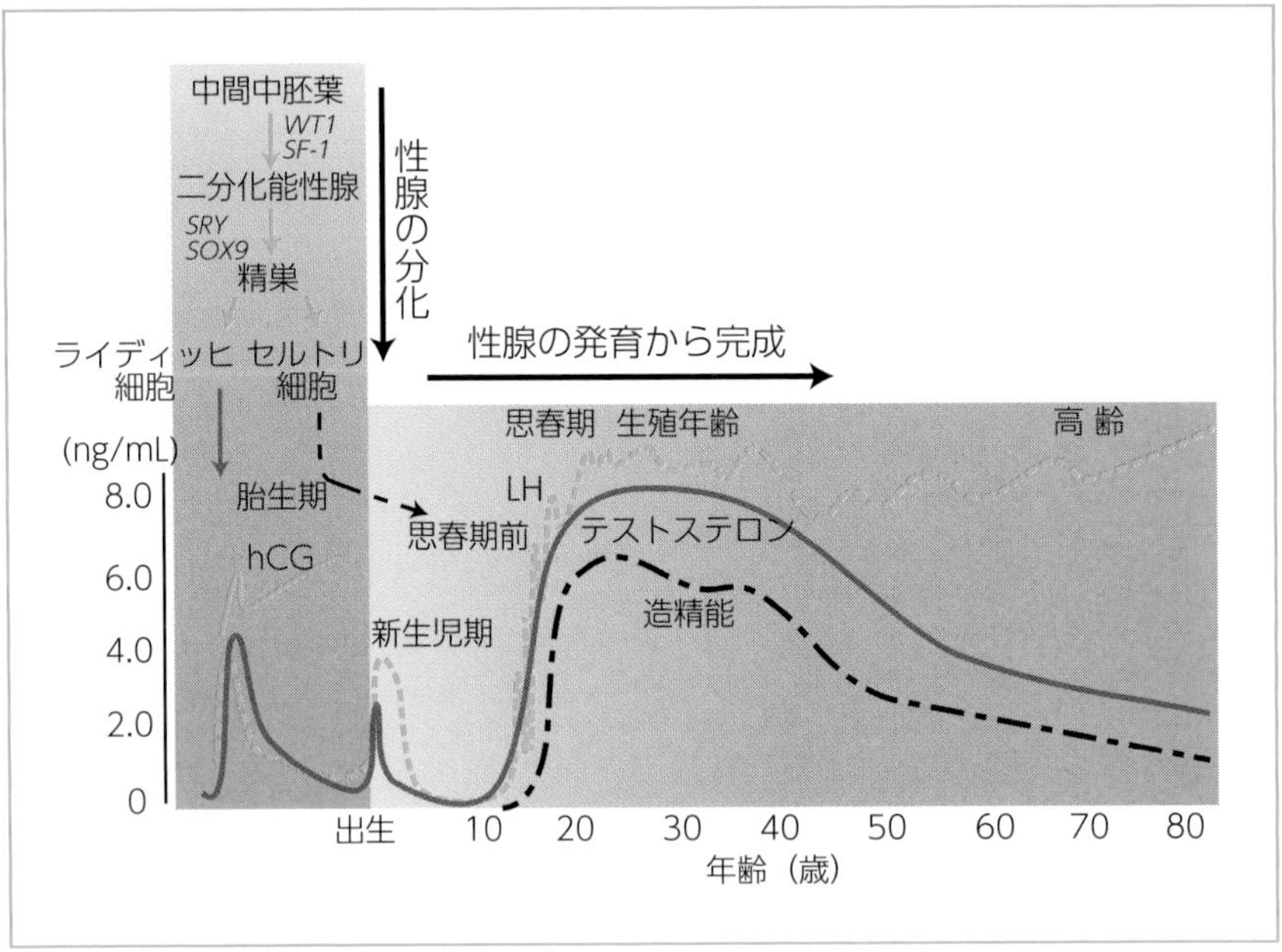

図 1 **男子性腺の発生と分化から発育**

—— テストステロン
—— hCG
- - - - LH
— - - 造精能

（著者作成）

releasing hormone：GnRH）が分泌され始め，下垂体《かすいたい》から黄体化《おうたいか》ホルモン（luteinizing hormone：LH），卵胞刺激《らんぽうしげき》ホルモン（follicle stimulating hormone：FSH）の分泌が始まり，血中テストステロンの値が一時的に200～300ng/dLといった思春期前レベルに匹敵する高い値に達する。胎生期の血中テストステロン値のピークは16週であり，12～22週に高値を維持し，胎生期6カ月以降は急速に低下する。

頭にいれておくべきことは「発生の時点で，解剖学的な性腺原器は女性型である」という点である。女性型の外性器《がいせいき》は，膣《ちつ》の出口の左右に陰唇《いんしん》があり，その上部に陰核《いんかく》がある。それを男性化させる働きを担うのがテストステロンである。男性ホルモンの作用で陰唇は陰嚢《いんのう》となり，陰核は陰茎《いんけい》となる。母体の胎内での10カ月の間に，性腺原器が発生し，分化と発育を繰り返す，ベールに隠された劇的で不思議な変化をわれわれは目にすることはできない。出生時，すでに分化という面では，男子の性腺は内性器，外性器ともに解剖学的に完成された形態として，男性型として生まれてくる[5][6][7]。

2 出生時から思春期初来までの男子性腺の発育

では次に，出生後の男子性腺の変化をみていく。正常に生まれてきた男子が出生後どのような性腺の発育をたどるか，**図1**の下段に示した時間軸を左から右に追いながら，テストステロン，hCG，LHのグラフの変化をご覧いただきたい。

生まれてすぐの男子の外性器である陰茎と陰嚢は，まさにつぼみのような外形である。陰茎は生後から2～3ヵ月にかけて少し大きくなり，ときに勃起《ぼっき》することがある。陰嚢は色素沈着《しきそちんちゃく》を伴ってくる。これは生後2カ月頃から2～3ヵ月間にわたり続くテストステロン値の上昇によるもので，テストステロンシャワー（testosterone shower）と呼ばれる。脳に作用して，自己が男性であるという自覚（gender identity）の確立に影響する可能性も推測されている。

乳児期3～6カ月に思春期レベルのテストステロン値の上昇がみられる。テストステロン値は200～300 ng/dLまで上昇し，低下する。血中テストステロン値は10ng/dL以下の値は測定感度以下の静かな時期を迎える。血中テストステロン下で，精巣容量は４mL程度である。

10歳頃までに血中テストステロン値は20～30 ng/dLとゆっくりではあるが上昇して，精巣容量は6～10 mL程度まで発育してくる。ただし，この時期はまだ，外見上は二次性徴の特徴はみられない。思春期の初来を医学的にどの時期とするか、意見が分かれるところであるが，男子の場合，血中テストステロン値が上昇を始めることは１つの目安であろう。

3 二次性徴の発来から完成

思春期初来前のテストステロン値は20ng/dL程度であるが，ある時期から急速に血中テストステロン値が上昇して，半年後には200ng/dLに，そして１年後には400～500ng/dLにと，二次関数のような急上昇を示してくる。思春期初来時期の血中テストステロン値の上昇は劇的である。精巣容量が増え，陰嚢に色素沈着を伴い，陰茎も少しずつ大きくなり，陰毛がみられるようになり，二次性徴が完成に向かう。

二次性徴を誘導する血中テストステロン値の上昇のメカニズムは，次のように理解されている。精巣は新生児期から，下垂体からのゴナドトロピンの刺激により維持されている。下垂体からのＬＨやＦＳＨの分泌は視床下部からのGnRHで刺激を受けているが，GnRHの分泌はフリッカーからの光のように鋭いピークを持つ分泌（spiky release）で刺激を送っている。思春期年齢になると，spiky release の頻度は次第に多くなり，またGnRHのピークも高くなって，ＬＨやＦＳＨの分泌が増強される。ＬＨやＦＳＨの分泌の頻度が増加する機序は，次第に上昇してくる精巣からのテストステロンによるポジティブフィードバックによる刺激や副腎皮質からの副腎アンドロゲンによるとされている。その情報の調節については，視床下部のさらに上位の *KISS1*（キスペプチン）遺伝子とその関連タンパクを介した調節系が明らかとなっている。まるで火が付いたように視床下部からGnRHの分泌が活発になると，一気にＬＨやＦＳＨの分泌が増加し，続いて精巣からテストステロンの分泌が増加する。視床下部−下垂体系は，出生後の性腺の維持と発育，そして二次性徴の発来から完成までを担っている。

思春期以降は，成人男性の血中テストステロン値は500 ~ 1,000ng/dL の範囲にある。成人男性の血中テストステロン値は，成人女性に起こる性周期《せいしゅうき》のような周期的変動《しゅうきてきへんどう》はみられず，年齢層に応じて一定のレベルを生涯にわたり維持する。男性の血中テストステロン濃度は20歳前後~30歳代をピークとし，その後は次第に低下していく。60歳代以降も低下をたどるものの，80歳を過ぎても一定レベル（200 ~ 300ng/dL）を維持する。

Chapter 2

男性におけるテストステロンの働き

1 テストステロンの合成

副腎皮質《ふくじんひしつ》におけるステロイド合成系のマップ（図2）を参照しながら，テストステロン（testosterone）の合成までのルートを簡潔に説明する[8][9]。

テストステロンはステロイド核《かく》を有するホルモンで，副腎皮質と性腺（精巣と卵巣）で合成される。まず，副腎皮質ステロイドの合成系を確認しておく。副腎皮質ステロイドの合成起点は，ステロイド核を有するコレステロールをスタートとして，コレステロール側鎖《そくさ》切断《せつだん》酵素《こうそ》の働きでプレグネノロンが合成され，種々の酵素の働きによりステロイド核の特定の位置（-3，-17，-21，-11，-18など）に=O（ケト基）や，-OH（水酸基），-CHO（アルデヒド基）が入ることで合成系が進み，最終的に3系統の最終産物であるアルドステロン，コルチゾール，副腎アンドロゲンが合成される。

一方，性腺におけるステロイド合成系は，副腎皮質でのステロイド合成の21-水酸《すいさん》化《か》酵素《こうそ》が働く手前のプレグネノロンからプロゲステロンを通ってアンドロステンジオンが合成され，アンドロステンジオンの17位のケト基が水酸化されてテストステロンとなる。卵巣では同じルートで，女性ホルモンであるエストラジオール（estradiol：E_2）が合成されるが，エストラジオールはテストステロンの3位のケト基が水酸化されてできるのである。

簡単に言えば，性腺での男性ホルモン，女性ホルモンの合成は，副腎皮質と同じステロイド合成系の一部を使ってテストステロンがまず合成され，それをベースにテストステロンの3位の側鎖《そくさ》が水酸化されることによって女性ホルモンであ

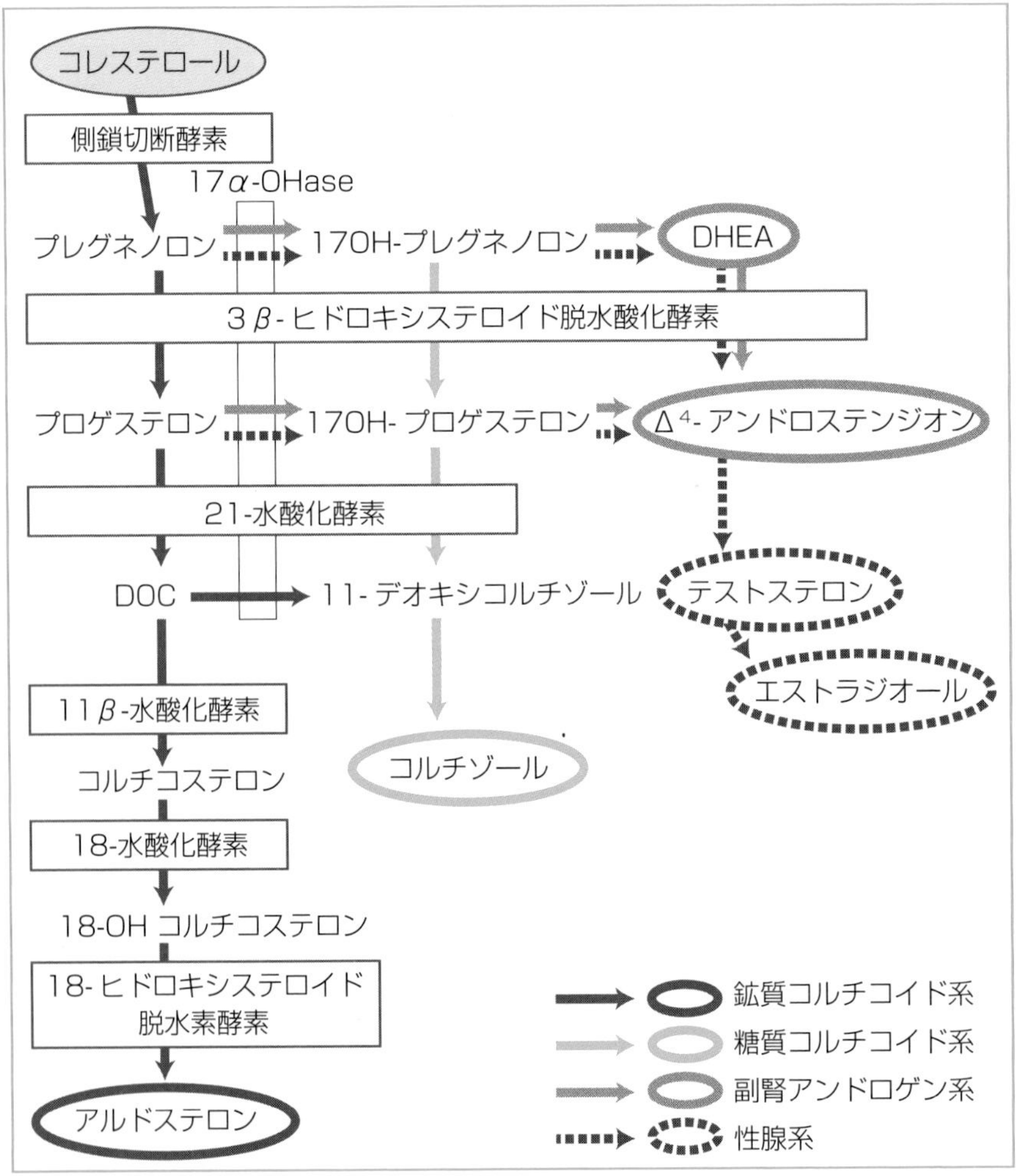

図 2　副腎皮質ステロイド合成系と性腺系のステロイド生合成

（著者作成）

るエストラジオールとなる。

男性ホルモンであるテストステロンと女性ホルモンであるエストラジオールは，実は側鎖が1つ違うだけで，男性と女性の違いをこれほどまでに際立たせることは驚きである。

2 テストステロンの分泌

1 胎生期男児の視床下部―下垂体―性腺系の調節機構

テストステロンが合成されるまでのステロイド合成系の経緯をたどることによって，男性と女性の発生学的な差異が明らかとなる。

性腺のホルモンによる調節系，すなわち視床下部―下垂体―性腺系について述べる。性腺系は，胎生初期に母体の胎盤から分泌される性腺刺激ホルモンであるヒト絨毛性ゴナドトロピン（human chorionic gonadotropin：hCG）により分化が誘導され，その後は胎児の脳内の視床下部からの刺激を受けてその後の性腺の分化（細胞が分かれ，それぞれの機能を持った組織を形づくる過程）から発育まで支配している。胎生期に視床下部から分泌される性腺刺激ホルモン放出ホルモン（gonadotropin releasing hormone：GnRH）によって，下垂体からの性腺刺激ホルモンであるゴナドトロピン分泌を刺激している。下垂体は2種類のゴナドトロピンを分泌している。その1つは黄体化ホルモン（luteinizing hormone：ＬＨ）で，精巣に刺激を送って，男性ホルモンであるテストステロンの分泌を刺激する。もう1つは卵胞刺激ホルモン(follicle stimulating hormone：ＦＳＨ)で，精巣の精細管に働いて，精子の形成を促す。ＬＨやＦＳＨという名称は，女性の性腺である卵巣を刺激する作用から命名されているが，分泌されるＬＨやＦＳＨのホルモンの化学構造は，男性・女性の性別を問わず同一である。

性腺系には何段階もの調節系が備わっており，発生の時点から刻々と成長と発達に対応している。分化において多くのプロセスと，それを支配する遺伝子や酵素の働きが知られている。現在もなお新しい遺伝子の働きが明らかにされつつあり，発見があるたびにその現象が納得のいくステップであることを知らされる。胎生期の分化の時期にトラブルが起こると，性分化障害《せいぶんかしょうがい》という男子性腺か女子性腺かの鑑別が困難な例や，染色体が男性であるのに性腺が女性であるといった性分化疾患や性腺形成不全《せいせんけいせいふぜん》（genital dysgenesis）となる。

2 出生後の男子性腺に働く視床下部―下垂体―性腺系

出生後，男性の血中テストステロン値は，新生児期から思春期，そして成人期といった成長と発育に応じた濃度に維持されている。その調節は視床下部―下垂体―性腺系によるフィードバック機構（feedback mechanism）によってコントロールされている。視床下部―下垂体―性腺系によるフィードバック機構は，視床下部よりさらに上位にセットされているキスペプチン系を介した大脳辺縁系《だいのうへんえんけい》からの刺激も統合した大きな調節系によって支配されている[10][11][12][13]。テストステロンは精巣のライディッヒ細胞から分泌されるが，精巣がテストステロン分泌を調節しているのではなく，下垂体からのゴナドトロピンによって分泌調節を受けている。直接ライディッヒ細胞に作用してテストステロン分泌を刺激するのはＬＨで，さらにその上位の視床下部からのGnRH（LH-RH）によって調節されている。

図3は視床下部―下垂体系による男子性腺の調節機構を分かりやすく概念図化したものである。男子の性腺機能を理解するためには，この図を十分に理解しておくことが肝要である。図3の中央には視床下部から下垂体そしてＬＨやＦＳＨによる精巣への刺激によりテストステロン分泌を促すルートが示されている。図3の左側にはテストステロンによる視床下部へのフィードバック機構を示している[14]。図3の右側にはテストステロンそのものによる身体への作用が示されている。

図3の右側のルートは，テストステロンの自己調節作用を示している。精巣で分泌されたテストステロンは，まず性腺に働いて外性器の発育を促進し，ＦＳＨと協力して造精能《ぞうせいのう》を促進し，妊孕能《にんようのう》の維持に作用する（性腺発育維持作用）。テストステロンは性腺だけではなく，全身の代謝調節の働きも担う。タンパク同化《どうか》

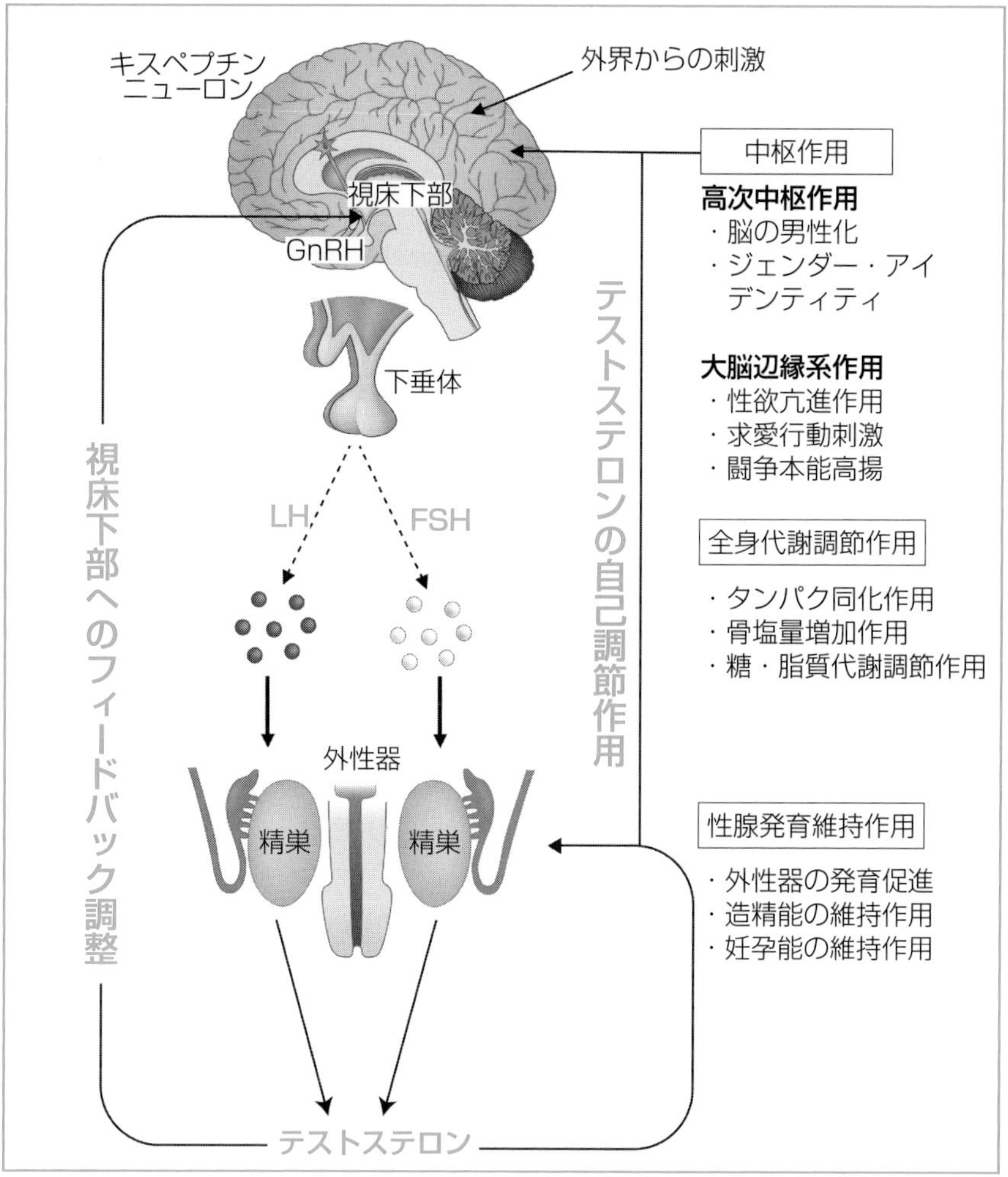

図3 男子性腺に働く視床下部―下垂体―性腺系の調節機構

（著者作成）

作用，骨塩量《こつえんりょう》の増加作用，造血能促進《ぞうけつのうそくしん》作用，糖《とう》・脂質代謝《ししつたいしゃ》調節作用などである（全身代謝調節作用）。さらにテストステロンは，中枢《ちゅうすう》に働き，大脳辺縁系の本能的な性欲の亢進《こうしん》作用や闘争本能を高揚する作用を有する。さらに高次中枢《こうじちゅうすう》にも働き，脳の男性化作用としてジェンダー・アイデンティティ（gender identity）へと，さらには情動《じょうどう》にも大きく影響を及ぼすと考えられている[15]。

テストステロンの男性化への作用は，一体何を目的とするのであろうか。生殖《せいしょく》という一大イベントの立役者となり，種の保存と生命の維持になくてはならない働きをするため，環境に対する適応も含め，高度に進化した調節系を形づくっているのであろう。一糸乱れぬ調節機構で成り立っている様子は，まるで映画『ゴッドファーザー』で描かれた，そのファミリーの命令系統を彷彿《ほうふつ》とさせる。著者はテストステロンを生命の進化という観点から眺めて，興味深いホルモンであると考えている。

一方，女性には性周期があり，視床下部―下垂体―性腺系によるフィードバック機構に加え，卵巣から分泌されるエストラジオール値の上昇が刺激となってＬＨをさらに分泌させ，排卵を誘発させるLHサージ（LH surge）という特別なメカニズム（ポジティブフィードバック機構：positive feedback mechanism）がある。その調節系をさらにキスペプチン系が主導していることが知られている[16]。キスペプチン系のホルモンによる性腺の調節系に関する研究は日進月歩で，幾多の発見がみられている。私が本書の原稿を書いているときに，胎盤にも大量のキスペプチンレセプターを有しているという論文に出会った[17]。性腺系におけるキスペプチンの作用に興味を持ち，現在，小谷仁人先生（静岡県立総合病院糖尿病・内分泌内科）と「性腺機能低下症とキスペプチンとの関係」をテーマに共同研究を続けている[18][19][20]。

3 成人におけるテストステロンの働き

思春期以降の男性において，テストステロンは体の各組織に作用し，それぞれの組織で特有の働きを担う。代表的な7つの働きとして，①妊孕能・性腺機能の維持，②タンパク同化作用と筋組織の維持，③造血能の維持と促進，④糖質，脂質代謝への働き，⑤骨に対する作用，⑥男性としての脳の機能維持，⑦闘争本能の高揚化について紹介する[21]。

1 妊孕能を発揮するための性腺機能の維持

「性腺」は，多細胞生物にとって種の保存のために生命体に付与された根源的な機能を有する器官である。雌性と雄性がそれぞれの半数の遺伝子を交換して，親と異なる新たな遺伝子構成により「子」という別の個体が作り出され，その連鎖によって種を保存しながら進化を続けてきた。われわれヒトにとっても，性腺は原始的な機能を有している。

ここでは男性性腺がもつ女性を妊娠させる機能を「妊孕能」と称し解説する。

精巣はテストステロンの刺激だけでは精子を作る造精能を誘導することはでき

ず，精子を作る精細管の発育と維持を担当する下垂体からのＦＳＨ の働きとアクチビン（activin）とインヒビン（inhibin）による調節によって精子の形成がプロモートされる[22][23]。そこにテストステロンが作用することによって，成熟した精子形成への過程が進められる。成熟した精子は精細管から遊離《ゆうり》し，精巣と精巣上体《せいそうじょうたい》にキープされ，射精《しゃせい》のチャンスを待つのである。こうしたテストステロンの働きと，精細管における精子形成の関係を，われわれ専門医は患者さんの治療を続ける中でその作用を実感している。

p30
参照
主治医のノート❶

2 タンパク同化作用と筋組織の維持

テストステロンは，性腺に働き雄性として男性が子孫を残すという働きに加えて，狩猟や農耕といった労働だけでなく、敵と戦う力である筋力を維持するためのタンパク同化作用をもつ。男性の成長過程において，思春期年齢から血中テストステロン値の上昇に応じて筋力が発達し，たくましい体型を形づくり，腕力が強くなり，走る速度も速くなる。

オリンピックなどの運動競技で問題になるドーピングに使われる禁止薬剤のひとつが，このテストステロンの誘導体《ゆうどうたい》である。テストステロンの効果で筋力をアップして，本来の実力を超える力を求め，運動成績を伸ばす方法である。患者さんにテストステロン治療を行った経験のある医師は，テストステロンがいかに筋力維持に必要であるか，効果の大きさに驚きと実感を抱く。その効果は大きいが，安全性の範囲を超えるホルモン剤の誤った使用には，恐ろしい副作用が潜んでいる。例えば，子供ができなくなるとか，多血症《たけつしょう》で脳梗塞を引き起こすなど，医師の目からみると，ドーピングは健康を害する危険な行為といえる[24][25][26]。著者は高校時代に100mを12秒9で走った記録がある。もしそのとき，筋力増強のためにテストステロン製剤を使ったなら，11秒台で走れたかもしれない。しかし，過剰なテストステロンの作用によって骨端軟骨《こったんなんこつ》は早期に骨化《こっか》が進み，骨端線《こったんせん》が閉鎖して，身長の伸びは急速に止まったであろう。

p31参照
主治医のノート②

3　造血能《ぞうけつのう》の維持と促進効果

テストステロンは骨髄《こつずい》の造血細胞《ぞうけつさいぼう》の中でも，特に赤血球系に対する造血機能を刺激する作用がある。男性が自分の子どもと伴侶を守るために狩を行い，また他の部族との闘争に打ち勝つためには，筋力だけでなく，その筋が最大限の機能を発揮するために酸素が必要である。その酸素を運搬する役割を担う血中ヘモグロビンを維持するためにテストステロンが骨髄に作用して赤血球系の造血を刺激する作用を有している。造血作用もまた，ヒトの進化の過程でテストステロンが獲得した機能であることが納得できる。

p32
参照
主治医のノート③

4 糖質、脂質代謝に対する働き

テストステロンは，代謝にも大きな役割を担っている。代謝という面からみて，テストステロンはアミノ酸からタンパクへの合成促進に働く一方，糖や脂質に対しては組織におけるインスリンの感受性を上げ，糖と脂質の分解を促進しエネルギー生産の方向に働く。糖と脂質を，筋や脳のエネルギーとして有効に使うよう仕組まれていることは，テストステロンの闘争ホルモンとしての目的に合致している。男子性腺機能低下症では，テストステロンの不足により，耐糖能障害《たいとうのうしょうがい》という糖尿病まではいかないが血糖値が正常よりも高く，糖の処理能力が低下する例が少なくない。脂質では中性脂肪が高くなり，いわゆるメタボリックシンドロームを呈し，内臓脂肪が多く腹部が張り出した特有の肥満を呈する。このような代謝の異常は，ゆくゆくは動脈硬化のリスクとなるため，男子性腺機能低下症の隠れたリスクの1つである。

p33参照
主治医のノート④

5 骨に対する作用

たくましい男性を「筋骨隆々」と表現する言葉があるように，テストステロンは筋だけではなく，筋の支持《しじ》組織《そしき》である骨の形成と骨塩量の維持にも大きな働きを有する。成長期には成長ホルモンが骨の形成と成長（骨の長軸方向への伸び）に大きく働いているが，同時にテストステロンや女性ホルモンであるエストラジオールの作用も大きく，特に思春期に入る頃から骨の成熟に伴い，身長が急に伸び（growth spurt），同時に骨端軟骨《こったんなんこつ》に働いて骨化が進み，骨端線が閉じることになる。骨端線の閉鎖により，身長の伸びは止まる。

ところが，男子性腺機能低下症ではテストステロン分泌不全のために，骨端線が思春期年齢を超えても閉じず，手足が長く長身の，いわゆる類宦官様体型《るいかんがんようたいけい》となる。また骨塩量も少ないために，骨の強度が弱い。著者の経験からも，治療中の男子性腺機能低下症の患者さんには，骨折しやすいことに注意を促すべき点であろう。

6 男性としての脳の機能維持

脳に対するテストステロンの作用について，驚くべき働きが研究されている。男性の脳にテストステロンが作用すると「性欲の亢進」「闘争本能の高揚」「社会性」「論理性」「客観性」「予見能力」といった能力が賦活化《ふかつか》されるとする研究である。男女の脳の差異について，脳科学者や動物学者がいろいろな実験や動物の生態の観察から報告している。しかし，ヒトの脳の性差についての研究は，まだまだ解明されていない未開拓の学問領域であり，種々のバイアスを考慮して批判的に読み解く必要があるとするポーラ・J・カプランの警告は傾聴《けいちょう》に値する。

テストステロンは本来の働きである子孫を残す働きに加え，筋力や代謝にも作用する。筆者はその理由に思いを馳せるとき，進化の過程で環境からの求めもあって，原始時代から男性に求められた役割によって，妻子や一族を守るために惜しみなく働く能力や，危機に際して命を懸けて戦う闘争本能がテストステロンによって付加され，社会的動物として，男性と女性は異なる能力が培われたと考えるのが自然であろう，と考えている。いずれ著者の視点から，進化からみた脳の男女差について，私見をまとめたい。

7 脳における闘争本能の高揚化作用

男性の血中テストステロン値は思春期年齢から急激に上昇し，それに伴って声変わりして，筋骨ともにたくましくなり，二次性徴が完成に向かう。性格も男性的で，格闘技などに熱中するようにもなる。ときに粗暴となり，争いごとに積極的に手を出し，命がけの喧嘩をすることさえある。これこそ，テストステロンが「闘争ホルモン」（fighting hormone）といわれるゆえんである。

生殖の究極の目的は種の保存にあるが，そこに「自己の種を優先的に保存したい」という欲求が脳に働き，オスの闘争本能をかきたて，生物として生存競争をかけた争いを招く。

人類にとって，その最たるものが戦争である。社会学的な観点から人類史上に起こった過去の戦争を振り返り，争いや戦争の解明を試みる論説がある。一方で，一介の医師である著者がテストステロンの作用という視点から人類の争いの仕業を眺めると，国家を率いる王やリーダーによる闘争本能に依存した争いのようであり，まるで「テストステロンに操られた男の世迷いごと」にすら見える。罪なき人々や多くの子どもが命を落とした人類の戦争の悲劇に，テストステロンは無関係ではないかもしれない。

男性にとってテストステロンは，胎内において内性器および外性器の分化にかかわり，二次性徴においては性腺の発育を促し，種の保存のために闘うように用意された「男性を働きバチと戦いバチにするホルモン」とみることもできる。自分たちの民族の危機となれば命を懸けて軍隊に加わり，花が散るように自身の命を投げ出して悔いることがない様は，「テストステロンというホルモンで，性腺を女性型から男性型に変態化したヒトの亜型《あけい》」をみるようで，ある一面あわれで寂しい生き物として，著者自身も身につまされるのである。

Column 患者さんと歩む

主治医のノート 1

テストステロン治療だけでは精子はできない

著者は多くの男子性腺機能低下症の治療を担当し，セカンドオピニオンとして相談を受けることがある。カルマン症候群の患者さんが20歳頃から男性ホルモンであるテストステロン剤の注射だけで治療を受けており，二次性徴はほぼ完成しているが結婚して10年近く子どもができない。主治医に相談したところ「この病気は子どもを授かることは不可能」といわれたということで，セカンドオピニオンとして当院へ相談に来た患者さんがいた。過去に受けておられた治療をいまさら悔やんでも仕方ないが，カルマン症候群はゴナドトロピン療法で挙児を得ることが可能な疾患である。そして著者が担当してゴナドトロピン療法を開始し，3年経って精巣生検で精子が確認でき，奥様に人工授精で妊娠されたという経験がある。患者さんが47歳，奥様が39歳で，元気なお子さんを出産されお二人と共に喜びを分かち合った経験がある。同じように以前にテストステロン治療だけを受けており，ゴナドトロピン療法に変更してから2～3年で挙児を得られた例は少なくない。

主治医のノート ❷

治療によって，スポーツマンとして目覚めた患者さん

10歳代後半の男性，身長は約180cm，二次性徴が現れないということで当院を受診された。肥満があり，特に内臓脂肪が多く腹部が張り出しており，握力は30kg程度，懸垂で自分の身体を持ち上げることができないなど，体力，持久力ともに低下がみられた。診断は，低ゴナドトロピン性性腺機能低下症であった。ゴナドトロピン療法を開始したところ，筋力が向上して，1年後にはサッカーを始め，2年後には地域のサッカーチームのゴールキーパーに抜擢され，県で1位のセーブ記録を樹立した。就職後も実業団のサッカーチームでゴールキーパーとして活躍して近畿圏で優勝したほか，現在もライフワークとして仕事の合間に子どもたちにサッカーの指導を行っている。

著者の臨床経験において，この患者さんほどゴナドトロピン療法の治療効果を実感し，テストステロンの筋に対する作用を目の当たりにした症例はなかった。

主治医のノート③

テストステロン治療で多血症を引き起こす

性別不合（性同一性障害）によりF to M（女性から男性へのトランスジェンダー）の患者さんで，月経を止めるために過量のテストステロン投与による治療を受けていたところ，ヘモグロビン値が19g/dL（女性の正常値：12～16g/dL）に上昇して多血症を呈したことから，セカンドオピニオンとして当院に相談に来られた。多血症の状態が続くと，脳血栓や心筋梗塞など重大な合併症を引き起こすリスクがあると考え，テストステロンの投与量を半減して投与間隔を短くすると，ヘモグロビン値を正常値に戻すことができた。

なお，男子性腺機能低下症で，テストステロン治療の適応となるクラインフェルター症候群の患者さんは，常用量でも多血症を呈する例があるので，ヘモグロビン値の変化に注意しながら治療を行う。

主治医のノート ❹

治療によりメタボ体型からたくましい男性に

30歳代前半で，男子性腺機能低下症の患者さんである。体重は約85kgと肥満があり皮下脂肪や内臓脂肪が多く，身長185cmで手足の長いひょろっとした類宦官様体型《るいかんがんようたいけい》で，手足や躯幹の筋に乏しく懸垂はできなかった。本人がいうには，いくら筋トレをしても筋力がつかないという。ゴナドトロピン療法を開始して1年後に二次性徴は完成に近づき，さらに1年後には皮下脂肪が減って体重が70kg台になり，たくましい身体となり懸垂ができるようになった。男性らしい体型となり，自信を取り戻したのである。自己イメージがいかに男性の生きる自信につながるかを実感した例である。

Essay

テストステロンはいったい何者か？

（1）男の子か、女の子か？

男子性腺は，出生児が男性か女性かを判断する手段として用いられる。出生時に陰茎と陰嚢が確認できれば，男性と判断して出生届を出すことが通例となっている。ところが，稀ではあるが，目視による判定に間違いがあり，男性として出生届を提出したものの，実は女性であることがわかって，改めて簡易裁判所を通して性別の変更を行う例がある。著者は小児の成長障害も専門としているため，「生まれてきた男の子が，実は女の子であった」という例を何例かみている。

それは先天性《せんてんせい》副腎《ふくじん》過形成症《かけいせいしょう》という，副腎ステロイド合成系の21-水酸化酵素が欠損する疾患で，その酵素欠損が堰《せき》となって上流の副腎皮質ホルモンが過剰となり，その一部である副腎アンドロゲンが過剰となり，それに伴って血中テストステロンが過剰となるのである。この異常は胎生期の性器の分化の初期から起こるために，染色体が女性であれば女性型であるはずの性器が男性型の性器を持って生まれてくるのである。ただし，陰嚢とみられる組織内に精巣はなく，膣や子宮そして卵巣は正常として存在する。先天性副腎過形成症によって一見外性器が男性化して生まれてきた女性に対しては，治療として生後から副腎皮質ホルモンであるハイドロコーチゾンを服用し，外性器の形成術を行うことによって女性型に戻すことができる。以降は正常の女性として成長し，成人すれば妊娠，出産も可能である。

胎内での性腺の分化は観察するすべがないが，著者はこの疾患の経験を通して，発生初期の性腺原器が女性型であることを実感をもって納得している。先天性副腎過形成症は，胎生期の男性ホルモンの性器への働きを実証する疾患でもある。われわれは胎内で性腺原器が分化と発育を繰り返し，形態として完成された男性型，女性型として生まれてくるのである。

（2）副腎皮質と性腺でのステロイド生合成系の不思議なオーバーラップ

著者は，ステロイド合成系のマップ（図2）を使って，医学生に内分泌疾患の講義を長らく続けてきた。そして，ステロイド合成系を「進化」という観点であらためて捉え直してみて，驚いたことがある。なぜなら，性腺でのテストステロンやエストラジオールの合成に至るステロイド合成系の90％が副腎皮質におけるステロイド合成系とオーバーラップしているからである。性腺における男性ホルモンや女性ホルモンの合成は，副腎皮質でのステロイド合成系の一部を使っているとみることができる。

あくまで著者の仮説であるが，性腺系のステロイド合成系が先に存在して，種の保存に働き，進化の過程で，この系に新たな合成系を付け加えることによって副腎皮質で鉱質《こうしつ》コルチコイドであるアルドステロンや糖質《とうしつ》コルチコイドのコルチゾールなど環境に適応し生命維持に必要なステロイド合成系が付加されたのではないだろうか。

なぜそのように考えるかというと，21-水酸化酵素欠損による先天性副腎過形成症という疾患モデルがあるからである。すなわち，そのような疾患を有する患者さんの副腎皮質のステロイド合成系が，性腺型のステロイド合成系で生まれてきたということである。またこの21-水酸化酵素欠損症が先天性副腎過形成症のなかで90％以上の頻度であり，最も欠損しやすい遺伝子異常で「やられやすい」酵素であることが知られている。先天性副腎過形成症として，21-水酸化酵素欠損症のほかにステロイド合成系の酵素欠損には11β-水酸化酵素欠損や17α-水酸化酵素欠損などがあるが，稀である。ステロイド合成系の合成経路の中で，特に酵素欠損を伴いやすい酵素は21-水酸化酵素であり，特に酵素欠損を伴いやすいところがあるということは，それ以降の合成系が進化の過程で付け加わった名残だろう，と思いを巡らせている。

Chapter 3

発症年齢からみた男子の性腺機能低下症

1 胎生期から始まった男子性腺機能低下症

男子の性腺機能低下症は，その原因により症状の発現する時期や特徴が大きく異なる。本稿では男子の性腺機能低下の症状がテストステロン不足でどのようにして生じるのかを述べ，本書の Chapter 5～8 で解説する各疾患の理解の助けとしたい。

まず，いつからテストステロンの欠乏が始まったかによって症状は異なってくるため，性発育の時期に分けて性腺機能低下に伴う症状とその機序《きじょ》について解説する。

男子の血中テストステロンは，図1（p4）に示したように，胎生期の2～3カ月にひとつのピークがあり，そのピークは男子性器の分化に働いているとされている。また脳にも働き，男性としてのジェンダー・アイデンティティに影響するという説もある。特に先天性の低ゴナドトロピン性性腺機能低下症であるカルマン症候群などでは，この胎生期のテストステロンのピークを欠いていると考えられる。その結果，停留精巣や外性器の発育不全で，特に陰茎の小さいミクロペニスなどを伴うことになる[27]。

また男子では，出生後2～3カ月にテストステロン値の高い時期があり，mini-puberty（小さな思春期）と称される。mini-puberty の生理的な意義は解明されていないが，セルトリ細胞の分化や外性器の発育に寄与すると考えられる。

2 新生児期（生後～3ヵ月）に注目すべき臨床所見

1 陰茎のサイズと形状

出生時の記録は，産科医師と助産師によって母子手帳に記載される。記録する情報は分娩の経過と方法，出血量などのほか，出生児の計測値［体重，身長，胸囲，頭囲］，性別の判定［男・女・不明］などである。

外性器の確認など目視で性別を判定することから，ときに性別判定を間違えることがある。出生時に陰茎と陰嚢と判断し男児と性別判定されたものの，実はそれが女児の陰核《いんかく》と大陰唇《だいいんしん》で，その下に尿道下裂《にょうどうかれつ》のように膣《ちつ》を持っている例がある。それは，先天性副腎過形成症《せんてんせいふくじんかけいせいしょう》の女児である。生後4～6日目のすべての新生児を対象に，検査費用公費負担により先天性代謝異常等を調べる新生児マススクリーニングが行われ，先天性副腎過形成症はこのスクリーニングでほぼ全例発見される。男児として出生登録した後に，女児と判明する例は，成長障害を専門とする医師には珍しいことではない。

母子手帳に記載する性別に関する情報は「男・女・不明」と単純だが，男性・女性の性腺は複雑であるため，性腺について母子手帳に収載する情報量は十分ではない。母子手帳に付け加えるならば，男子は「陰茎のサイズ」「精巣容量」「陰嚢の状態と陰嚢内に精巣が触知できるか」「尿道下裂の有無」といった外性器の簡単な所見を記録する欄があると望ましい（図4）。さらに，出生時の男子性腺の測定や評価を産科医師か熟練した助産師が担当する仕組みがあれば，なお理想的である。特に先天異常による性腺形成不全などは，新生児期に正しく診断しなければ，治療可能な時期を失うことになるかもしれないからである[28]。

性分化疾患は，出生時に性腺や性器などの発育が非典型的な状態であり，出生4,500例に1例程度と推定されている。生まれてきた男子の性分化が正常なのか，親にとって気になる点である。陰茎が小さい「小陰茎《しょういんけい》」（ミクロペニス）は「伸展陰茎長《しんてんいんけいちょう》が－2.5 SD未満で陰茎の構造異常を伴わない場合」と定義される。日本人のミクロペニスの基準は，日齢1以降の新生児期で2.4㎝未満，6ヵ月時で2.6㎝

- 伸展陰茎長：(　　　) cm
- 精巣容量：右（　　）mL，左（　　）mL
- 陰嚢所見：異常（あり／なし）
- 尿道下裂：(あり／なし)

図 4 新生児の男子性腺のチェックリスト

（著者作成）

未満，1歳6ヵ月時で2.8㎝未満，3歳時で3.0㎝未満が目安とされている（図5）。新生児は生後2～3ヵ月頃から陰茎のサイズや陰嚢が大きくなり，生後半年以降は陰茎のサイズに大きな変化はない。伸展陰茎長は，非勃起時に陰茎を十分に伸展させた状態で恥骨結合《ちこつけつごう》から亀頭先端《きとうせんたん》（包皮先端ではない）まで，陰茎背面《はいめん》の距離で測定する。測定時には，恥骨結合や陰茎基部《きぶ》の皮下組織厚による誤差《ごさ》を最小限にするよう努める。出生児の外性器，性腺の分化の表現型は，胎内での男性ホルモンの作用を反映している。性分化疾患は極めて多様な疾患の総称で，ミクロペニスと診断された患者さんの中に，低ゴナドトロピン性性腺機能低下症や先天性のアンドロゲン合成障害などを原因とするケースが含まれているため，医師は注意が必要である。

一方，出生時に陰茎が大きい場合も注意が必要である。胎生期に副腎アンドロゲンやテストステロンによる刺激を受けて生まれた場合に，陰茎と陰嚢が大きく色素沈着を伴うことがある。副腎ステロイドの合成系の酵素異常である先天性副腎過形成症の男児などは，陰茎も陰嚢も大きく色素沈着もみられる。

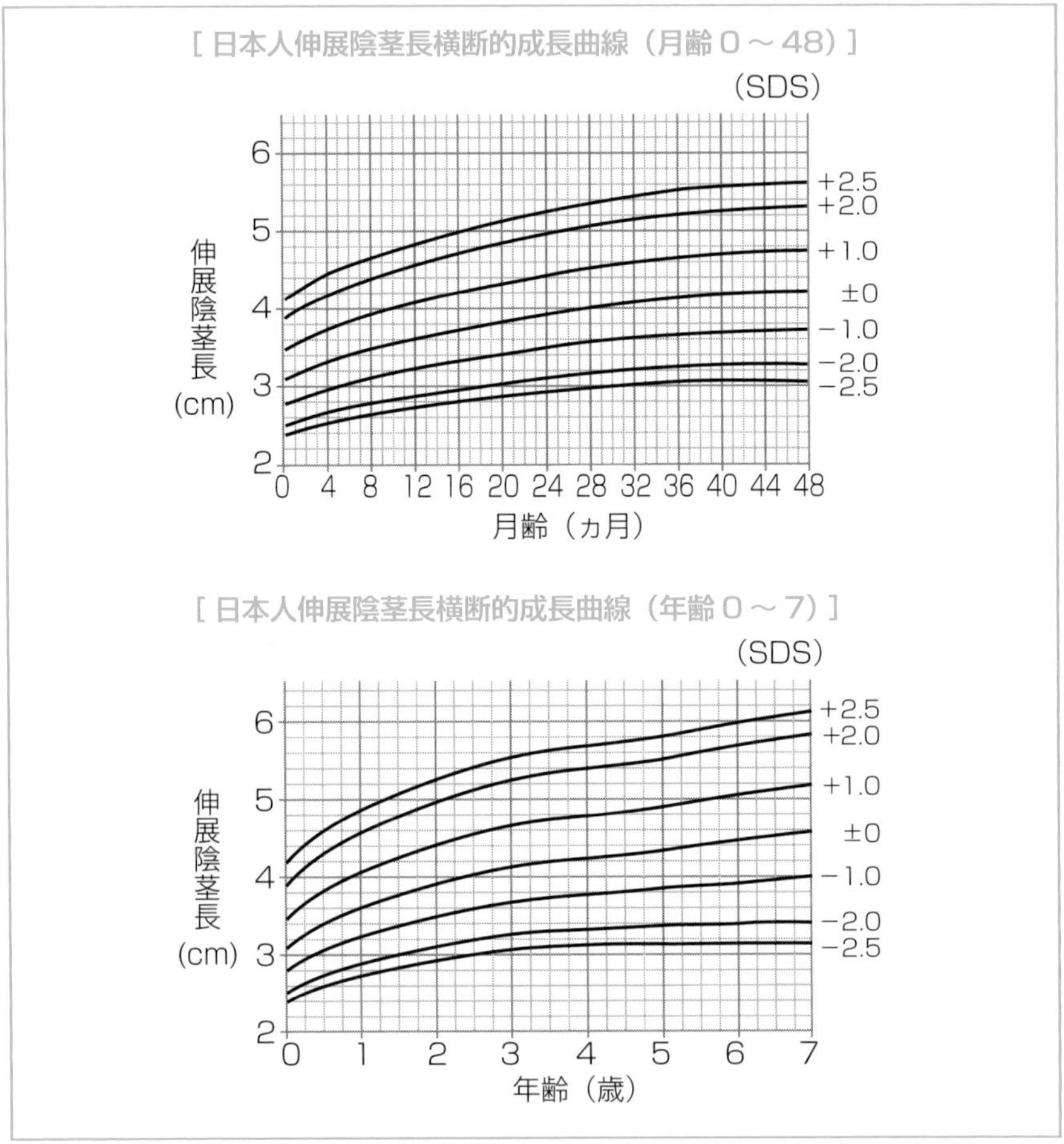

図 5 小児の年齢と陰茎長

Ishii T, Matsuo N, Inokuchi M, Hasegawa T：A Cross-Sectional Growth Reference and Chart of Stretched Penile Length for Japanese Boys Aged 0-7 Years. Horm Res Paediatr 2014; 82: 388-393. より引用

2 精巣の容量

精巣の容積は，オーキドメーター（orchidometer：精巣容量計《せいそうようりょうけい》）という医療用の計測デバイスを用いて測定できる（図6）。オーキドメーターは1mL，2mL，3mL，4mL，5mL，6mL，8mL，10mL，12mL，15mL，20mL，25mLまで，12個の精巣モデルが数珠《じゅず》つなぎになっており，医師は右手の親指と人差し指で精巣を触診しながら，左手に持ったオーキドメーターのモデルと一致する容量を読み取る。0歳の日本人乳児の精巣容量の平均値は1.1mLと報告されている。

3 陰嚢内に精巣が触知できるか、停留精巣等の有無

陰嚢は男性ホルモンの曝露《ばくろ》により大きくなり，色素沈着も強くなる。陰嚢はまるで，男性ホルモンの影響を示す鏡のようである。先天性の性腺機能低下症で，胎内《たいない》でテストステロンの刺激がなかった場合は，陰茎も陰嚢も小さくしわも浅い。

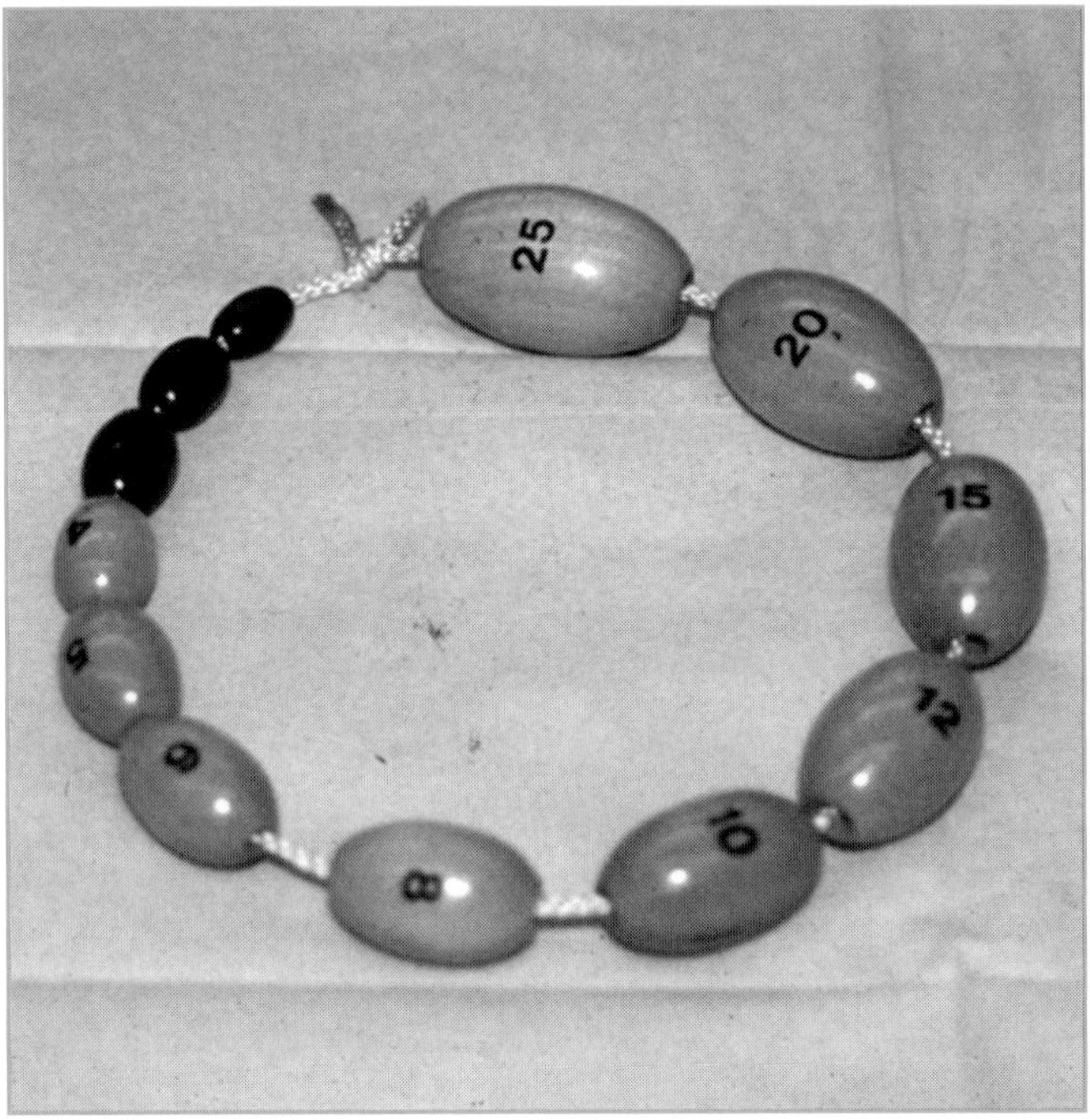

図6 オーキドメーター（精巣容量計）

出生時に陰嚢内に左右の精巣が触知《しょくち》できるかを確認することは非常に重要である。ときに片方の精巣が触れず（特に左側が多い），鼠径部《そけいぶ》に触れる場合，あるいは腹腔内《ふくくうない》にあって触知できない場合がある。また両側とも精巣を触知できない場合もある。停留精巣《ていりゅうせいそう》がみられる場合は，母子手帳に所見を記載し，乳幼児健診で観察を継続する。停留精巣は新生児期の5％ほどにみられるが，生後6ヵ月までは自然下降が期待でき，1歳頃には1.5％ほどとなる。

4 尿道下裂《にょうどうかれつ》の有無

男児の尿道口が正常な位置（亀頭の先端）になく，陰茎の腹側（亀頭，陰茎，陰嚢）や会陰《えいん》（陰嚢と肛門の間）などに形成されている状態を尿道下裂という。胎児期のアンドロゲン合成あるいは作用障害が一因である。男児の尿道下裂や性腺形成不全なども，新生児期に診断しなければならない所見である[29][30]。陰茎の腹側などに亀裂があり，尿道下裂が発見された場合は，泌尿器科で治療を行う。

2 乳幼児期から学童期（3ヵ月～12歳頃）に注目すべき臨床所見

1 乳幼児健診でチェックする男子性腺の所見

乳幼児健診は，3ヵ月，1歳6ヵ月，3歳などに各地域の保健所管内で実施される。成長と発達について身体計測が行われ母子手帳に記録される。神経の発達については歩行，運動能力，知的能力などを検査し，保護者から発達相談を受ける。性腺のチェック（外性器異常や停留精巣など）は，健診を担当する医師に任されている。母子手帳に外性器の所見を記載する項目はないので，医師が性腺を確認する際は保護者に不信感を抱かせないよう配慮《はいりょ》し，所見があれば母子手帳に記録する。医師が男子全員の外性器を直接診察できるのは，乳幼児健診までである。乳幼児健診で外性器の所見（図7）を正確にとることで，出生時に見逃された軽症の性腺形成不全の早期診断にも役立つ。

- 陰茎長
- 包茎（翻転可能かどうか）
- 停留精巣の有無
- 精巣容量
- 尿道下裂などの奇形の有無

図 7 乳幼児健診で確認が望ましい男子の外性器の所見

（著者作成）

新生児期から3歳までのミクロペニスの基準値と陰茎長《いんけいちょう》の測定方法は，前述の通りである。小児の陰茎は，特殊な場合を除いてすべて包茎《ほうけい》である。左手の人差し指と親指で陰茎の基部《きぶ》を支えて右手で包皮《ほうひ》を引き下げ，包皮を翻転《ほんてん》できる場合を仮性包茎《かせいほうけい》とし，翻転できない場合を真性包茎《しんせいほうけい》として区別される。真性包茎は手術の適応とされ，3～5歳頃に手術を行う医療機関が多い。真性包茎で尿線異常《にょうせんいじょう》や亀頭包皮炎《きとうほうひえん》を繰り返す例には積極的に手術が行われている。ただ翻転困難な場合でも，用手翻転《ようしゅほんてん》を繰り返すことによって手術適応から外れる例も少なくないとする報告もある。

陰嚢は内部に精巣が触知できるかを確認し，精巣容量をオーキドメーターで計測する。既製のオーキドメーターの精巣モデルは，1～6 mLまでは1 mL刻みである。もし乳幼児用として0.5 mL刻みで，0.5～10 mLまでの精巣モデルが連なったオーキドメーターが開発されれば，より細やかに測定できるだろう。停留精巣の治療は1歳前後から2歳頃までに，手術で精巣を下降させ本来の位置に固定する。より早期の手術治療で妊孕性低下を防ぐとも考えられ，乳幼児健診で発見することが大切である。

しかしながら，停留精巣があれば手術で精巣を下降させればよいというのではなく，その原因まで探らなければ，男子性腺機能低下症を見落としてしまう[31][32][33]。胎児期における精巣の陰嚢内への下降には，胎内での副腎アンドロゲンとテストステロンの作用が関係していることを考慮し，医師は停留精巣を診て，性腺機能低下症が隠れている可能性を疑わなければならない。両側の停留精巣の場合は，カルマン症候群のような低ゴナドトロピン性性腺機能低下症を有する例がある。著者が治療を担当したカルマン症候群46例のうち，多くの例で片側の停留精巣で手術を受けた既往があり，また8例に両側の停留精巣があった。停留精巣は男子性腺機能低下症を疑う所見ととらえ，二次性徴が完成するかを確認すべき要注意例として追跡することが重要と考える。

2 乳幼児健診での発育異常と男子性腺の関係

乳幼児健診で身長の伸びや体重増加不良を呈する発育異常について，重症例は小児科の専門医が担当することになる。その中に成人になって性腺機能低下症が明らかになる例が含まれている。特に注意を要する例は，出生時に骨盤位分娩，いわゆる逆子《さかご》（breech presentation）の難産例である。産道に頭部が残って胎児を臀部から引っ張り出すために，頭部が牽引《けんいん》され頭蓋の変型から下垂体茎《かすいたいけい》が断裂する「下垂体茎断裂《かすいたいけいだんれつ》」を起こすことがある。その結果，成長ホルモンやその他の下垂体ホルモンの分泌不全を伴い，発育が遅れる。乳幼児期の主たる徴候《ちょうこう》は成長障害であるが，先々に成長ホルモン分泌不全性低身長と後天性（分娩時障害による）の性腺機能低下症を伴うことになる。出産時の下垂体茎断裂によって二次性徴が現れない例を著者は今まで6例治療し，思春期年齢からゴナドトロピン療法を行った。以上のことから，出生時に逆子で難産であったかどうか，あるいは低出生体重児《ていしゅっせいたいじゅうじ》や子宮内発育不全などがあり乳幼児健診時に発育異常がみられる例は性腺機能低下症の可能性があり，発育不良の管理とともに，性腺の発育も含めた総合的な管理が必要である。

近年，わが国では逆子に対して積極的に帝王切開が行われるようになったため，下垂体茎断裂の例は少なくなった。しかし，発展途上国では依然として，逆子を臀部から引き出す出産手段をとる地域がある。発展途上国で医療援助を担う医師は，注意しておくべきであろう。著者は発展途上国への医療援助としてバングラデシュに病院「Okamoto Medical Center」を開設し，難産例にみられる成長障害について現地の医師に指導している。

4 思春期年齢の前後に起こる男子性腺機能低下症

1 腫瘍などによる二次的な性腺機能低下症

思春期年齢の前後に起こる性腺機能低下症には，胎生期から生後そして発症までの性発育は正常で，ある時点から性発育が進まない，いわゆる脳腫瘍などによる二次的な性腺機能低下症が考えられる。多くは視床下部から下垂体ならびにその周辺に発生した腫瘍による圧迫や破壊による下垂体機能低下症に伴う性腺機能低下症である。

特に小児では頭蓋咽頭腫《ずがいいんとうしゅ》や胚芽腫《はいがしゅ》の発生率が高く，腫瘍に対する外科的治療や放射線治療，場合によっては化学療法を行うことになる。そして腫瘍そのものや放射線治療による下垂体機能低下症に対して，ホルモンの補充療法が必要となる。下垂体機能が完全に廃絶したならば当然，低ゴナドトロピン性性腺機能低下症を伴うことになり，他の下垂体ホルモンの補充とともにゴナドトロピン療法を行うことになる。頭蓋咽頭腫などによる視床下部から下垂体にまたがる広範な腫瘍ではほとんど尿崩症《にょうほうしょう》が必発であり，口渇と多尿から発見されることが多い。そのため抗利尿ホルモン（antidiuretic hormone：ADH）作用を有する点鼻のデスモプレシン（経口では口腔内崩壊錠としてミニリンメルト®）を開始する。また下垂体性副腎不全や甲状腺機能低下症にはハイドロコーチゾンと甲状腺ホルモンの補充を行う。

思春期の発来前は成長期であり，身長の伸びが成長ホルモン（growth hormone：GH）に依存する時期であるためGH治療が必要となる。しかし腫瘍を摘出しきれなかった場合は，GH治療を行うかどうかは慎重な判断を要し，GH治療を延期することもある。以上のような汎下垂体機能低下症に対するホルモン補充療法を行いながら性腺治療を行うことになるが，成長期からのゴナドトロピン療法は次の点についての慎重な判断が求められる。

まず「いつから治療を開始するか」については，正常の性発育を模倣するようにゴナドトロピン製剤（hCG 製剤と rhFSH 製剤）の補充療法を開始することが基本である。しかし性発育のスタートとそのスピードには大きな個人差があるため，何を目安に性腺治療を行うかが問題である。そのためには「できるだけ最終身長を正常に持っていけるように」そして「二次性徴の発育があまりにも遅れることのないように」という2点を考慮して，ゴナドトロピン療法を開始する。信頼できる指標は骨年齢であり，骨年齢を参考にしながらゴナドトロピン療法の開始とその後の投与量を決定する。

2 原発性性腺機能低下症

思春期の年齢層で発見されることは少ないが，クラインフェルター症候群のような精巣そのものに原因のある原発性性腺機能低下症がある。原発性性腺機能低下症の場合，いつからテストステロン治療を開始するか，またどの程度の量から開始するかが問題となる。その他，精巣欠損や精索静脈瘤，外傷などによる例で，精巣からのテストステロンの分泌を欠くために下垂体からのゴナドトロピンが思春期年齢頃から上昇してくる。このような例は本来ゴナドトロピンが高く，ゴナドトロピン治療で効果が得られないのである。そのため思春期年齢頃から少量のテストステロン製剤の注射を開始することになる。この場合も骨年齢を考慮しながら，最終身長が低くならないようにチェックを行いながら治療を行う必要がある。このような原発性性腺機能低下症では精巣機能障害によって妊孕能を欠くことが多く，妊孕能の有無についての告知（子どもができないことについての説明）のタイミングについては，保護者と相談することが望ましい場合もある。患者さんの身長や自身の性について，思春期にコンプレックスを抱かせることは，患者さんの将来の生き方に影響する可能性があり，心理的サポートも含めて患者さんが自信をもって生きていけるよう主治医として治療にあたる必要がある。

5 思春期初来から成人期までに注目すべき臨床所見

1 男子における二次性徴のスクリーニングの難しさ

乳幼児期から学童期は，性腺の発育よりも，身長の伸びなど成長に注目して管理する時期で，学童期の学校健診が担う。この時期の身長の伸びは，主に成長ホルモン主導によるとされ，成長曲線は直線的である。わが国の学校健診は経年的に記録が保存される世界に誇るシステムで，低身長児は専門医にコンサルトする仕組みがある。しかし，性腺機能は学校健診の項目に含まれず，学校医が性腺を検査することは不可能である。

就学前から学童期（10～12歳頃）の性腺の発育は非常に静かで，男子はまだ外見上の二次性徴は現れないが，精巣容量を測定すると6～10 mL程度までゆっくり発育している。学童期は視床下部が思春期をスタートさせるための準備期間で，思春期に近づくにしたがいＬＨとＦＳＨの分泌ピークの高さと頻度が増加し，思春期発来のタイミングを計っている。二次性徴が発来すると，急激な身長の伸び（growth spurt）を示すことになる。

女子の場合は，初潮《しょちょう》や乳房の発育を二次性徴の目安とするため，初潮がない場合は医療機関を受診し，女子の性腺機能低下症（ターナー症候群や原発性無月《げんぱつせいむげっ》経《けい》）は遅くとも20歳までに診断される。ところが男子は，性腺機能低下症を自覚するためのはっきりしたチェックポイントがない。男子の声変わり，ヒゲ，ニキビなどは二次性徴の兆候の1つだが，個人差が大きい。思春期年齢（15歳前後）で男子性腺機能低下症を疑うには，①一見して子供っぽい印象、②声変わりがない，③低身長，④骨年齢の遅れなどがあるが，成長と同じく，性発育は個人差が非常に大きく，体質性成長発育遅延《たいしつせいせいちょうはついくちえん》（constitutional delay of growth and puberty：CDGP）と性腺機能低下症との鑑別が困難である。ホルモンの値や負荷試験でも鑑別が難しい[34]。

男子の性発育を医学的に評価するには，精巣容量を経時的に測定し，6 mLを超えた時点とするのが確実であるが，よほど性発育に問題がない限り医師は触診できない。思春期年齢で十分な説明なしに医師が性腺を診察することは本人にとって屈辱的であり，むしろ心理的なトラウマになる可能性がある。そのため「二次性徴」という性発育の特徴をとらえ，性腺機能低下症がどの程度疑わしいかを検討し，必要な症例に対して性腺である陰茎と陰嚢そして精巣容量を測定する。性発育の評価に適した評価方法は，暦年齢《れきねんれい》ではなく，「骨年齢《こつねんれい》」である。骨年齢こそが客観的な年齢であり，手指と手根骨《しゅこんこつ》，そして尺骨《しゃっこつ》と橈骨骨頭《とうこつこっとう》のX線像を骨年齢アトラス（Greulich & Pyle のアトラスあるいは日本人骨年齢表）でマッチする年齢を読み取り判断する。

男子の思春期発来時期は判断が分かれるところで，現在広く了解を得ている方法は，成長曲線で身長の急激な伸び（growth spurt）の開始をもって思春期発来とする考え方である。しかし，growth spurt で思春期発来を追いかけていたのでは，男子性腺機能低下症を見落すリスクがある。疑わしい例をリストアップして定期的に追跡できれば理想的だが，リストアップの方法が確立されておらず，またその後の学校健診（特に高等学校）で追跡されないのが現状である。思春期初来前までの性腺の管理は1つの課題であり，男子の性腺機能低下症にもスクリーニングが必要と痛感する。

2 WHAMES《ウエイムス》法（著者考案）

その解決を試み，著者は約30年前に，成長障害の早期発見のための学校健診におけるスクリーニング法を考案した。その方法はW（weight：体重），H（height：身長），A（appearance：顔貌・体型），M（mentality：知能），E（emotion：情緒），S（sexual development：性発育）の頭文字をとって「WHAMES《ウエイムス》法」と称す。学校健診時に子どもの体重・身長・外見・知能・情緒・性発育に異常を疑ったとき，W・H・A・M・E・Sに該当する頭文字を名簿に記入し，追跡が必要なら専門医に紹介する方法である。WHAMES法は低身長や肥満などのスクリーニングに優れ，その中から多くの成長障害や性腺機能低下症が発見された。WHAMES法の有用性は「第8回 国際内分泌学会」（1988年，京都）で報告した（図9）。WHAMES法は簡単で学校健診にそのまま組み込める利点から，著者はWHAMES法のガイドブック（図8）を作成し，現在まで全国で複数の小学校・中学校の学校健診で使ってもらってきた。しかしWHAMES法では，期待したより男子性腺機能低下症の発見が少なかった。そこで，著者はさらにオーキドメーターを応用した「岡本式 精巣自己触診票」（図10）を考案した。

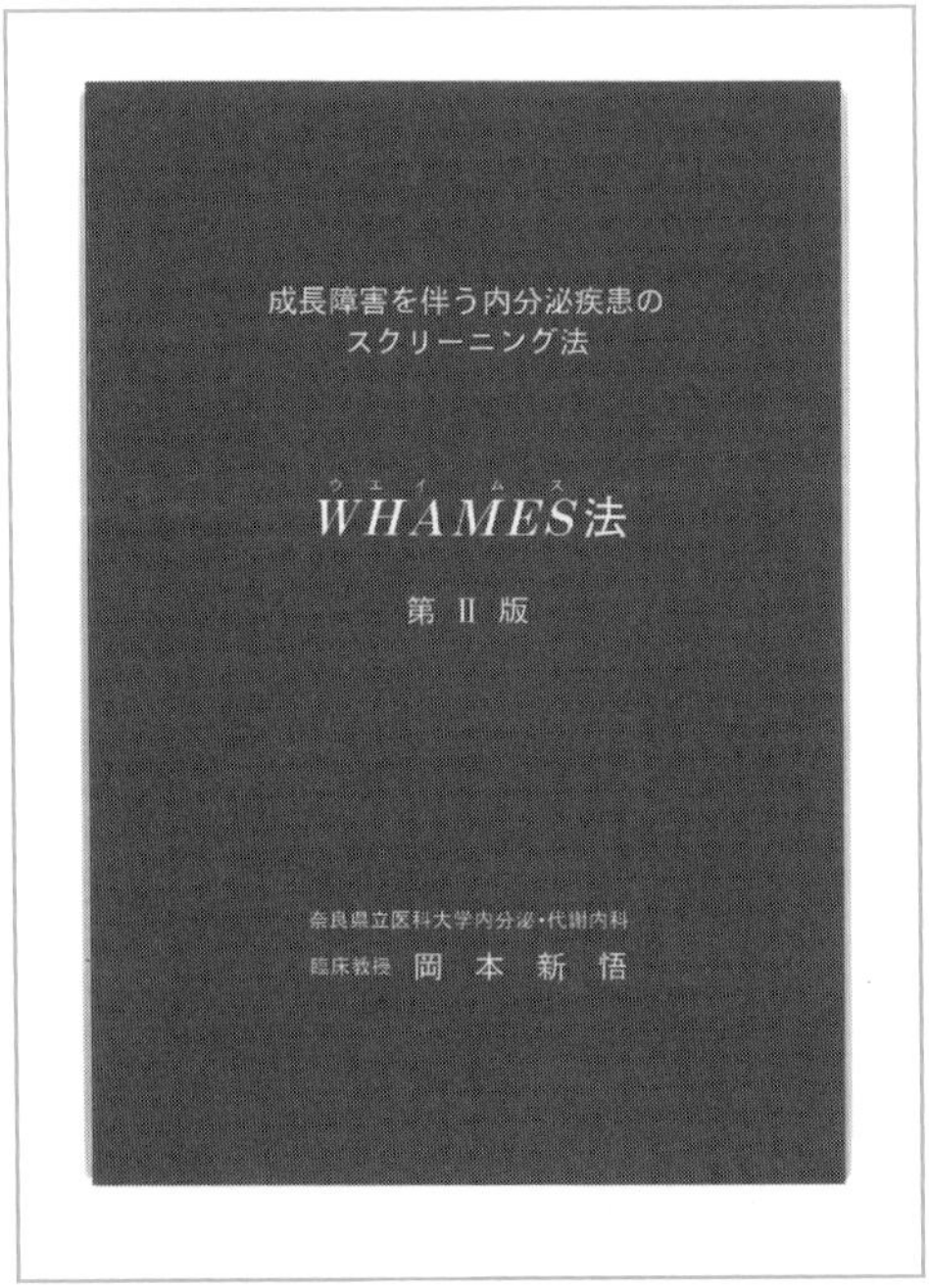

図8 WHAMES法のガイドブック

（著者作成）

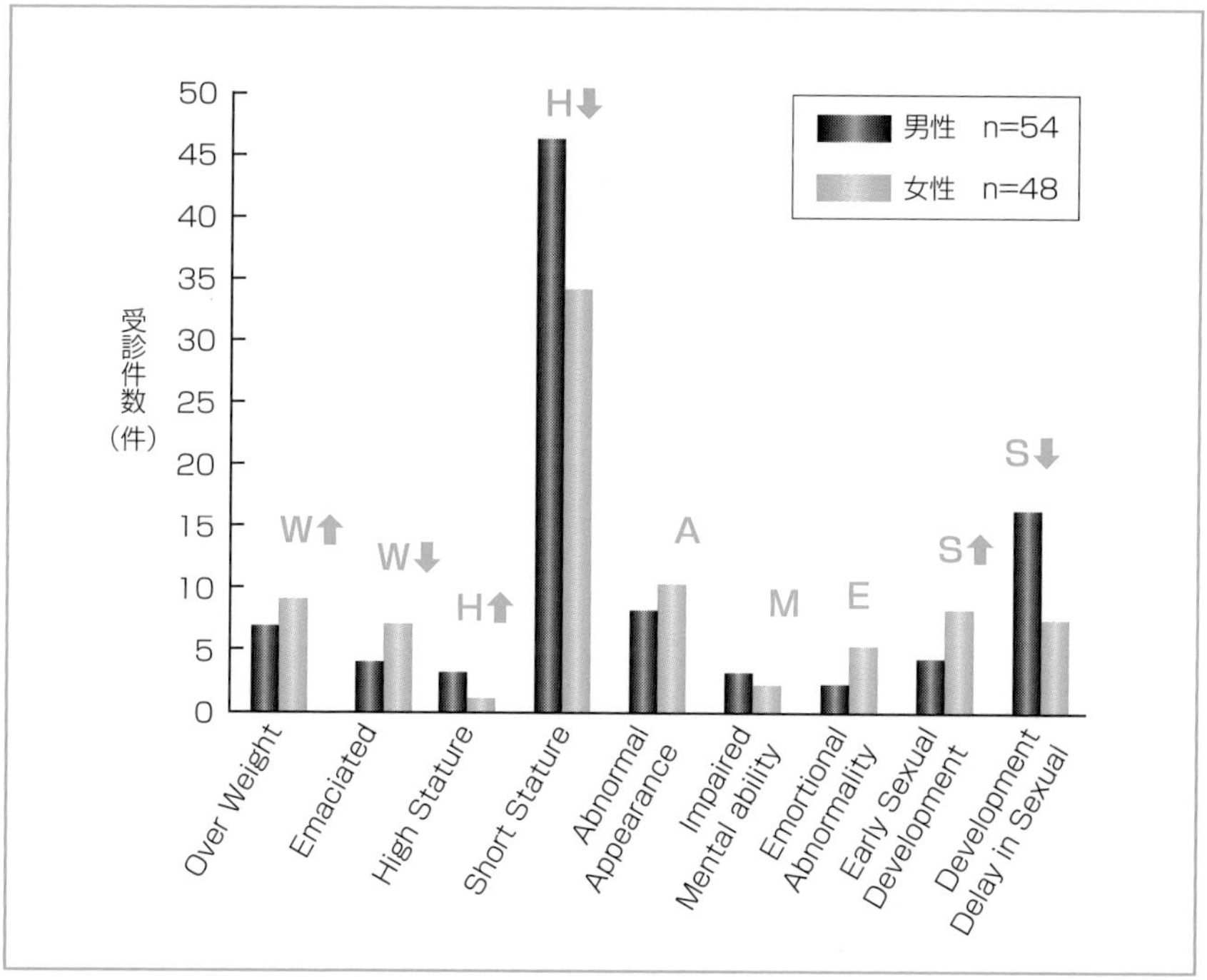

図 9 1985 ～ 1987 年の 2 年間に受けた WHAMES 法による相談の項目と件数

第 8 回国際内分泌学会（1988 年）で報告した WHAMES 法による成長障害のスクリーニングの各指標ごとの内訳。
H⬇（低身長）が最も多く，次に S⬇（性腺機能低下），A（顔貌の異常），W⬆（肥満）と続いている。

(reported in the 8th International Congress of Endocrinology in Kyoto, 1988)

3 オーキドメーターを応用した「岡本式 精巣自己触診票」（著者考案）

「岡本式《おかもとしき》 精巣自己触診票《せいそうじこしょくしんひょう》」（図10）は，オーキドメーターの精巣モデルを等倍《とうばい》（実寸《じっすん》）で紙に印刷し，男子生徒自身が中学校の卒業時（15歳）に精巣を自己触診し，両方の精巣容量が4mL以下の疑い，あるいは両方の精巣が6mL以下で半年待っても大きくなって来ない場合は，医療機関（内分泌内科，小児内分泌内科，泌尿器科）の受診を勧めるものである。

図 10 岡本式 精巣自己触診票 （著者作成）

「岡本式 精巣自己触診票」は WHAMES 法のガイドブック（図 8）の巻末に付録している。

男子の場合思春期年齢になっても二次性徴が来ない場合（性腺機能低下症）があります。中には治療を必要とする場合がありますが，早期発見すればより良い治療が可能です。あなたが満 15 歳になったときに，自分の精巣（睾丸）を手で触って，目で確認して精巣モデルの大きさ（数字）と比べてください。

1. もし両方とも 4mL 以下なら，専門の医師に相談して検査を受けてください。
2. 両方とも 6mL 以下で，半年待っても大きくなって来ないなら，要注意として専門の医師に相談してください。

相談窓口は，内分泌内科，小児内分泌内科，泌尿器科の専門医です。

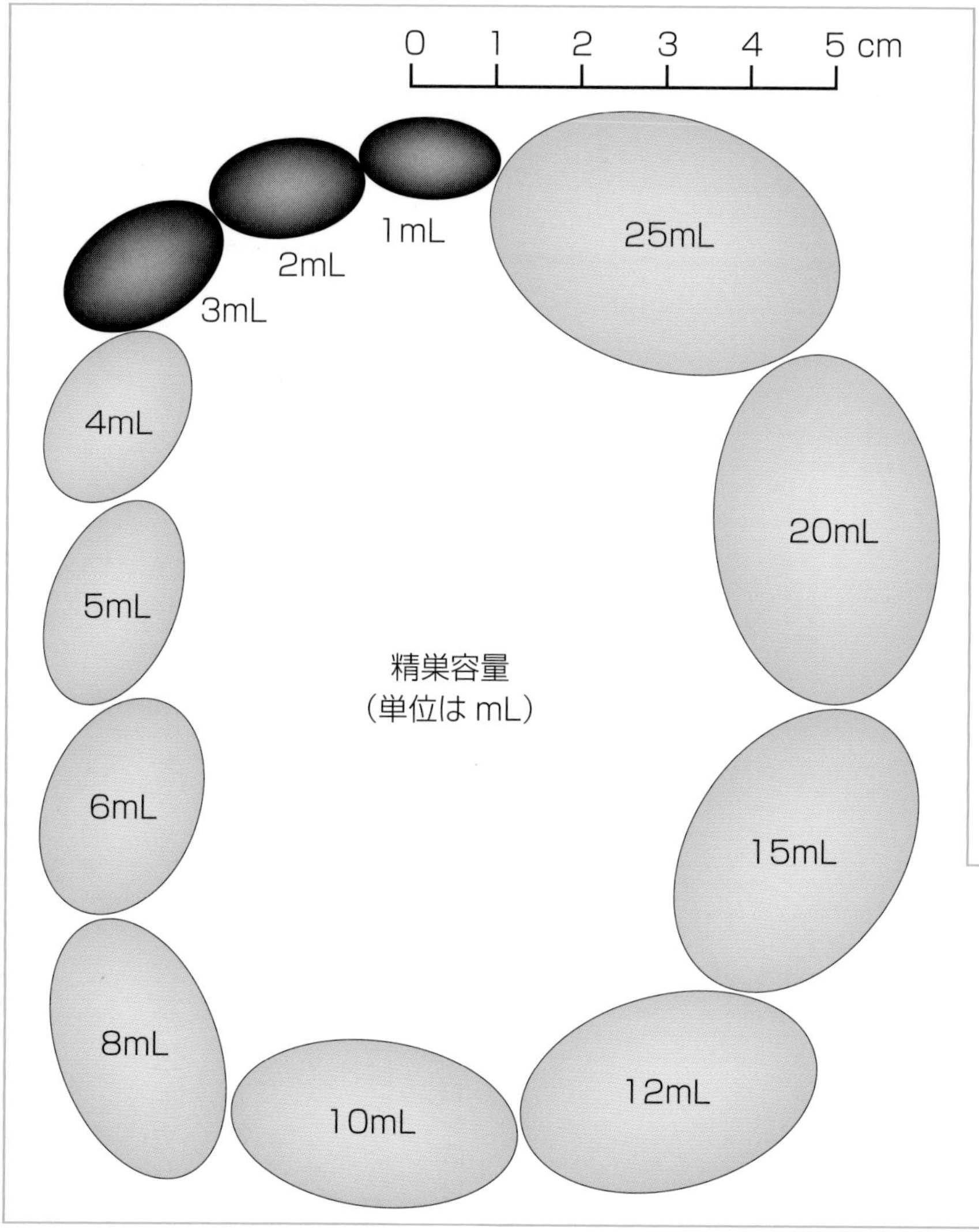
0 1 2 3 4 5 cm
1mL
2mL
3mL
25mL
4mL
20mL
5mL
精巣容量
(単位は mL)
6mL
15mL
8mL
10mL
12mL

6 二次性徴完成以降の成人に起こる男子性腺機能低下症

15歳の男子は，90％以上で二次性徴が始まっている。この時期を逃さずにスクリーニングできれば，男子性腺機能低下症の多くは，治療が必要な時期に発見されると考える。著者が治療した性腺機能低下症患者さんの精巣容量は全例で5mL以下であったことから，自己触診による誤差と偽陰性《ぎいんせい》を考慮して「岡本式 精巣自己触診票」では医療機関の受診を推奨する精巣容量を6mL以下と設定した。ただし，本人による自己触診と，医師によるオーキドメーターによる測定値を比較すると誤差があるが，15歳の時点で精巣の自己触診を行い自身の性発育に目を向け，性腺機能低下症を早期に発見することが「岡本式 精巣自己触診票」の本来の意義と考える。

1 脳腫瘍や脳血管障害あるいは頭部外傷などの原疾患に伴う性腺機能低下症

二次性徴が完成以降の成人に発症する性腺機能低下症の多くは，脳腫瘍や脳血管障害あるいは頭部外傷などによるもので，その原因を明らかにすることは比較的容易である。原疾患が重症であれば，原疾患に対する治療にエネルギーが注がれるために，疾患に伴う性腺機能低下症は見逃されることがあり，発症から長らく経ってから初めて治療を受けることが多い。

例えば，40歳代の建築現場監督が誤って竪穴に落下して頭部挫傷を負い，1週間の意識障害の後に回復した。外見上はまったく後遺症などはなかったが，次第に体調不良と全身倦怠感を伴うようになり，頭部挫傷から1年後に，低血糖発作で救急搬送された。頭部挫傷による下垂体茎断裂で汎下垂体機能低下症に陥ったのである。陰毛は薄くなり陰茎と陰嚢は萎縮していたが，ホルモン補充療法を行って見違えるように元気になり，元の職に復帰できた症例を経験した。

交通事故による頭部外傷などに伴う下垂体機能低下症や性腺機能低下症は，見落とされがちであるが決して稀なことではなく，臨床医にとって注意が必要である。

2 原発性性腺機能低下症《げんぱつせいせいせんきのうていかしょう》

一方，成人年齢から機能低下に陥る精巣機能障害で最も多いのがクラインフェルター症候群である。クラインフェルター症候群は染色体異常で，その多くは47,XXYであるが，さらに過剰なX染色体を有する例やそのモザイク例もある。しかしX染色体が過剰であることで，本来のY染色体の機能を抑制する，いわゆる遺伝子の量的作用（gene dosage effect）という負の作用が現れてくる。クラインフェルター症候群の男子は出生後から思春期前までは特に症状は現れず，正常の男子として扱われている。しかし思春期年齢頃，特に二次性徴が現れる頃から女性化乳房《じょせいかにゅうぼう》がみられるようになる。

正常の男子でも通常，思春期年齢になると乳腺が少し腫大してきて乳房にシコリを触れ，圧痛を感じるようになる。これは思春期年齢でのテストステロン／エストロゲン比（T/E_2 ratio）の一時的なアンバランスによるもので，テストステロンの血中濃度に比べてエストラジオール濃度が高いためで，その後は次第にテストステロンが上昇して乳房のシコリは消えていく。その後1～2年で男性としての二次性徴が完成する。

しかしクラインフェルター症候群では，思春期年齢に入った頃から精巣機能が低下し，エストラジオール濃度が高いままテストステロンが低下していくために乳房が腫大し，女性の乳房と見違えるほど発育する例がある。その場合は，形成外科的に乳房切除術の対象となる。クラインフェルター症候群における女性化乳房の原因である思春期年齢からのテストステロンの低下は，過剰XによるY染色体機能の抑制と精巣組織の細胞死（アポトーシス）によるものとされており，その発現時期と程度は個人差が大きい。クラインフェルター症候群の場合，早期発見が難しく男性不妊で発見される例が多い。クラインフェルター症候群の早期発見と治療についてはChapter 7で解説する。

7 成人年齢以降から老年に起こる男子性腺機能低下症

男性の生殖年齢を何歳までとするか，はっきりした基準はない。男性の生殖能としての妊孕能には個人差はあるが，精巣における精子の存在は70〜80歳でもみられるとされている。血中テストステロンレベルからみると，40歳頃から男性の生殖機能は低下する[35]。年齢に伴う生殖機能の低下は生物として致し方のないことであるが，加齢男性における性腺機能低下症（late onset hypogonadism：LOH）が治療可能な病態として認知されたことにより，近年，高齢の男性に対する性腺治療は新たな時代の幕開けとなった。

著者は，60歳以降は男性の生殖年齢を過ぎたと捉えることが妥当と考えている。しかし食料事情や環境の整備で人類の寿命が100歳近くに伸び，現代の50〜60歳代は，かつての30～40歳代の体力をもつ男性もみられ，性腺の機能を寿命の伸びにあわせて考える時代となっている。よって著者も，成人から高齢の男性の性腺機能低下症に対して，注意を払いながらテストステロン治療を行う必要があると考えている。

8 成人期（18歳～）に注目すべき臨床所見

1 性腺機能低下症の診断の担当科は内分泌内科

外性器（陰茎や精巣）の発育が遅いとか，性欲がない，陰茎が勃起《ぼっき》しないなど，患者さん本人が性腺の異常を自覚して医療機関を受診する場合，泌尿器科を受診することが多い。しかし成長と発達という観点から，性腺機能低下症や性腺形成不全などを疑い，原因を明らかにして診断し治療方針を立てるのは，実は「内分泌内科」という診療科である。男子性腺機能低下症の原因は，性腺そのものに問題のある「原発性性腺機能低下症」から，脳の下垂体や視床下部に問題のある「二次性性腺機能低下症」までさまざまである。性腺機能低下症の診断の担当科は「内分泌内科」であり，内分泌内科で外科的治療が必要と判断された場合に（性腺形成不全や停留精巣など），泌尿器科が担当する。泌尿器科は性腺の外科的治療などを主に行う診療科である。

二次性徴が完成し成人してから性腺機能低下症を発症した患者さんは，元気な頃と比べて種々の自覚症状に気づいている。男性更年期障害（LOH症候群）という疾患名はインターネットやSNSなどマスメディアによって一般の方にも身近になっており，50歳代の男性で，うつ状態や全身倦怠感，勃起不全などの不定愁訴で「男性更年期障害ではないか」と当院へ相談に来られる例がある。本人は「男性ホルモンの値が低いなら，治療を受けたい」と希望されるのである。検査を行い，血中テストステロン値が250ng/dL以下の低値であれば，精巣機能だけではなく下垂体機能検査も行う。適切な治療を行うことにより，元気になり，精神的にもうつ状態から抜け出して，仕事にまい進される例を著者は多く経験している。治療を希望して医療機関を受診した患者さんは，症状が回復すると効果に納得する。

一方で，性腺の異常を自覚しており，人に言えないコンプレックスを抱きながらも，日常生活に支障がなければ，医療機関を訪れないケースもある。医療機関を受診しない限り診断を受けることはできず，無治療のまま一生を送ることになる。そのような患者さんは，他疾患による診察の過程で偶然に医師による外性器の診察を受け，陰茎と精巣が著しく小さいことから性腺機能低下症を疑って内分泌科に紹介となり，男子性腺機能低下症が発見される。偶然の機会があって，診断され治療できる患者さんは稀である。その何倍もの患者さんが無治療のまま見逃されている可能性がある。

本人から訴えがなければ，患者さんの了解もなく成人男性の性腺を医師が診察することは到底できない。だが，性腺を直接観察しなくても，患者さんの訴えと血中テストステロンの低値に伴う身体所見から，医師が性腺機能低下症を疑うべききっかけは，日常臨床の中に潜んでいる。ぜひ臨床医に性腺機能低下症に目を向けていただき，症状があれば疑っていただきたい。

2　患者さんが自覚する身体症状・心理的症状

著者は内分泌内科の専門医として性腺機能低下症の患者さんを多く治療してきた。図11は，著者が男子性腺機能低下症の患者さんに直接話を聞いて観察し，リストアップした自覚症状《じかくしょうじょう》である。男子性腺機能低下症の患者さんが訴える主な自覚症状は「持続する全身倦怠感と易疲労感《いひろうかん》」「労作時《ろうさじ》の息切れと持続力の低下」「筋力低下」「気分がうつ状態で元気がでない」「不安にさいなまれチャレンジできない」「好きな人に声をかける勇気がでない」「同年代の男性に比べ劣等感《れっとうかん》がある」などで，患者さんにおおむね共通する訴えである。このような不定愁訴《ふていしゅうそ》のような訴えは，医学書には記載されていない。とはいえ，患者さんが訴える漠然《ばくぜん》とした不安感や倦怠感あるいはうつ的症状は，血中テストステロン低値による身体症状および精神的・

心理的症状として確認されている症状と重なっている。そこで著者は，性腺機能低下症の患者さんに図11の項目を問い，5段階評価でカルテに継続的に記録している。するとホルモン治療により，患者さんの自覚症状は小さくなり，やがて消失することを経験している。図11の自覚症状は，診断の手がかり，あるいは治療の効果を評価する指標として応用できる可能性に期待している。

ただし，ここで注意が必要な点は，先天性の性腺機能低下症の患者さんは，図11の症状があったとしても自覚しづらいことである。そのため，思春期年齢に保護者が子どもに二次性徴が来ないことを心配して医療機関を受診しなければ，無治療となる。著者が治療しているカルマン症候群やクラインフェルター症候群の患者さんは，当院のウェブサイトにアクセスして相談し30～40歳代で受診される。著者が治療中の壮年期の先天性の男子性腺機能低下症の患者さんの特徴を図12に紹介する。身長は20歳を過ぎても少しずつ伸びており，比較的背が高く手足が長い，いわゆる類宦官様体型《るいかんがんようたいけい》を呈していることが多い。ヒゲはほとんどみられず，全身の脂肪の分布が女性様である。筋の発達は不良で，懸垂《けんすい》ができず握力《あくりょく》は30 kg

●持続する全身倦怠感と易疲労感（すぐに疲れてしまう）

●労作時の息切れと持続力の低下

●筋力低下（筋トレしても筋力がつかない）

●気分的にうつ状態で元気がでない

●不安にさいなまれてチャレンジできない

●好きな人がいても声をかける勇気がでない

●同年齢の男性に比べて劣等感にさいなまれている

図 11　著者が観察してきた，男性性腺機能低下症を疑う患者さんの自覚症状

（著者作成）

[外見の特徴]

- 声が高く少年のトーンである
- 手足が長く背が高い（類宦官様体型《るいかんがんようたいけい》と称される）
- ヒゲが生えない（本人はヒゲを剃らないという）
- 体毛が薄く皮膚のきめが細かく女性的な特徴
- 筋の発達が不良で体形が女性様
（本人は筋トレしても筋肉がつかず懸垂ができないと訴える）
- 皮下脂肪が女性的で女性化乳房（皮下脂肪による）を呈する

[性腺の特徴]

- 陰茎が小さい（疾患によって差がある）
- 陰毛がない，もしくは薄い
- 陰嚢の皮膚の伸展性が少ない
- 精巣容量が小さく，触診で弾力性がない
（無治療であれば 6mL 以下で，停留精巣の場合もある）

図 12 著者が観察してきた，壮年期の先天性の男子性腺機能低下症患者さんの特徴

（著者作成）

程度である。診察中の態度は優しく温厚で物腰《ものごし》が柔らかい。そして何事にも引っ込み思案《じあん》で自信が持てず、自分でもこわがりと評している。

著者が治療を担当した低ゴナドトロピン性性腺機能低下症の40歳代の患者さんが，治療前・治療後を振り返って，自覚症状の変化について回想録《かいそうろく》を送ってくれたので一部を紹介する。彼は「僕自身の経験や思っていたことでお役に立てればと，少しずつ綴《つづ》っていこうと思います。誰にも相談できずに悩んでいた時期が長く，思春期や青春時代みたいな時間が僕にはなかったので，僕のような人が少しでもいなくなってほしいです。」と切り出し，小学校の思い出から記述してくれた。本来なら全文を紹介したいと思うほど切実な内容で，学会出張の新幹線の中でその手紙を何度も読み返し胸が熱くなり，患者さんの辛かった思いに共感して涙した。著者の仕事の原点がここにあると教えられた。彼に感謝して紹介する。

p79参照
患者さんの思い❶

Column 患者さんと歩む

患者さんの思い❶

治療後の回想録

1. とにかく疲れにくくなった

以前は夕方になると疲れてもう明日にしようと思っていましたが，治療を受けた現在は朝7時半頃から出勤し，夕方もノンストップで頭が冴え意欲的に仕事をしています。趣味の釣りで夜遅くなっても，翌日は元気に朝から仕事ができるようになりました。

2. 熟睡できるようになった

以前はなかなか眠れず，朝起きてもすっきりしなかったのですが，すぐ寝つけるようになり，熟睡し目覚めもよくなりました。

3. お腹の調子がよくなった

胃腸の調子が悪く近所の胃腸科でよく薬をもらっていましたが，今は腹痛などなく快調です。

4. 視界がクリアになったように見える世界が変わった

体力面や精神面での変化からか，表現が難しいのですが，視界がクリアになったというか明るくなった感じで，今まで見えていた世界と少し違う気持ちがします。以前は薄いフィルターがかかったように世界が見えていました。健康とはこういうものなのだと思います。

5. これからの人生に意欲と希望

他にもよくなったことはいろいろありますが，メンタルがこうも変わるのかと驚きです。18歳くらいからこんなメンタルと体力があれば人生が変わっただろうと思います。ここからでもできなかったこと，やれなかったこと，人より遅れていたことなど，スピードを上げて取り戻すつもりです。

僕は40歳代にして幸運にも先生のところにたどりつけましたが，僕と同じ病気で悩みながら生きている人は少なからずいるはずです。小学生の健康診断など誰もが通る道の中で検査や診断をしてほしいと思います。そして僕のように，人生変わった，生まれ変わったと思える患者さんをどんどん作ってほしいです。

Essay

mini-puberty の洗礼

先天性の性腺機能低下症の場合，生後すぐのテストステロンのピーク（mini-puberty）も欠いている。胎生期からテストステロン欠乏があれば，生まれた時の外性器の状態（陰茎と陰嚢と精巣の状態）から思春期年齢に至っても性腺の発育が見られず，体形は長身で手足が長く筋肉量の少ない，いわゆる類宦官様体型《るいかんがんようたいけい》となる。カルマン症候群など先天性の低ゴナドトロピン性性腺機能低下症を治療しなければ，成人になっても外性器は小児様で，類宦官様体型《るいかんがんようたいけい》の長身で体の脂肪の分布は女性型である。性格は温厚であり，喧嘩や争いごとを好まず，繊細な感情を理解でき，人間性として好感のもてる穏やかな人柄である。男子性腺機能低下症の患者さんは，医師にとっても接しやすく好ましいと感じられることも多い。

mini-puberty の意義は解明されていないものの，テストステロンシャワーを受けていない男子は，男性特有の「くせのある」性格（masculinity）がみられないように著者には感じられる。著者はここで「くせのある」という表現を使ったが，mini-puberty の洗礼を受けた正常の男児と，mini-puberty を欠いている男児では，話しているうちに，不思議なことに直感的に違いが分かってくるのである。これは性腺機能低下症の患者さんを多く診ている医師にしか実感できない，説明不能の肌感覚であろう。

例えば，二次性徴が現れていない10歳前後の低身長の男児が母親に連れられて当院を受診し「この子はまだ二次性徴がないようで心配です。年齢からみて，標準的な成長の範囲内にありますでしょうか。」という母親の質問に対し，著者がじっとその子の様子を見て話をしているうちに，診察を嫌がってふてぶてしい態度をとる子がいる。すると著者の長い臨床経験から，その男児の目つきや体型から新生児期に mini-puberty を経過した子であることが直感的に感じられる。男児の精巣容量を測定すると８ mL と，二次性徴ははっきりしていないが，二次性徴の兆しが始まっていると判断でき，お母さんには「二次性徴の始まりが少しみられます。１年後に確認しましょう。」と伝えて診察を終える。

Essay ● mini-puberty の洗礼

Chapter 4

男性の性腺機能低下症の病因と分類および治療概論

1 低ゴナドトロピン性性腺機能低下症と高ゴナドトロピン性性腺機能低下症

男子性腺機能低下症は，精巣からのテストステロンの分泌が低下しており，その結果，二次性徴の欠如から性腺機能低下が起こる。この病態は男子性腺機能低下症の疾患の如何を問わず，共通にみられる所見である。テストステロンの分泌低下の原因は，精巣そのものに原因がある場合と，精巣を刺激するゴナドトロピンの分泌を司る視床下部，下垂体に原因がある場合がある（図13）。

視床下部や下垂体に原因があって，下垂体から分泌されるゴナドトロピンであるLHやFSHの分泌が障害された結果，血中テストステロン値が低値となるグループは，低ゴナドトロピン性性腺機能低下症（hypogonadotropic hypogonadism）という。低ゴナドトロピン性性腺機能低下症には，LH-RH負荷試験を行い，LHに反応があれば視床下部性性腺機能低下症，LHに反応がなければ下垂体性性腺機能低下症とみなす。低ゴナドトロピン性性腺機能低下症は，性腺（精巣や外性器）は解剖学的に正常に生まれており，ホルモン治療を行うことで性腺機能は正常近くまで回復できる。

一方，精巣そのものに異常があってテストステロンの合成・分泌ができないグループは，高ゴナドトロピン性性腺機能低下症（hypergonadotropic hypogonadism）という。高ゴナドトロピン性性腺機能低下症は，下垂体からのLHやFSHは高値であるにもかかわらず，精巣によるテストステロンの分泌と造精能が障害されている。よって，精巣に原因があると考えられる。

● 低ゴナドトロピン性性腺機能低下症
原因：視床下部あるいは下垂体障害

● 高ゴナドトロピン性性腺機能低下症
原因：精巣そのものの機能障害

図 13 性腺機能低下症の障害部位からみた分類

（著者作成）

医師は男子性腺機能低下症の患者さんに血液検査を行い，血中テストステロン値と同時にＬＨとＦＳＨを測定し，ゴナドトロピンの値が低ければ低ゴナドトロピン性性腺機能低下症，高ければ高ゴナドトロピン性性腺機能低下症に分類する（図14）。そして性腺機能調節系である視床下部―下垂体―性腺系のどこに異常があるかを診断する。「性腺機能低下症」は1つの症候であり，診断名ではない。そのことを念頭において，低ゴナドトロピン性性腺機能低下症と高ゴナドトロピン性性腺機能低下症，それぞれのグループに含まれる疾患を以下に紹介する。

2 低ゴナドトロピン性性腺機能低下症の原因疾患

1 特発性低ゴナドトロピン性性腺機能低下症（ＩＨＨ）

実は，すべての性腺機能低下症で，病因まで明らかにできて確定診断が得られ

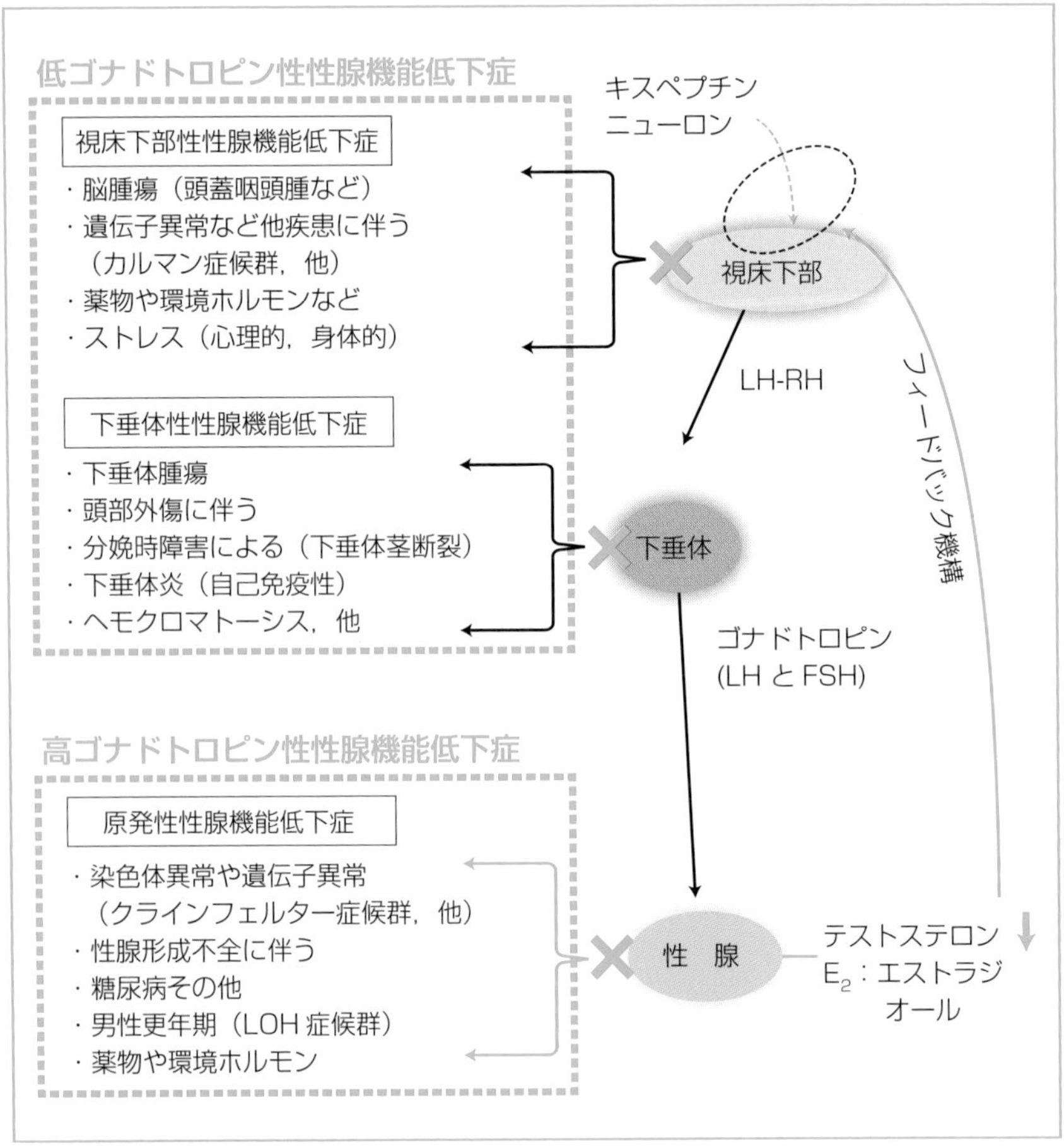

低ゴナドトロピン性性腺機能低下症
視床下部性性腺機能低下症
・脳腫瘍（頭蓋咽頭腫など）
・遺伝子異常など他疾患に伴う
（カルマン症候群，他）
・薬物や環境ホルモンなど
・ストレス（心理的，身体的）
下垂体性性腺機能低下症
・下垂体腫瘍
・頭部外傷に伴う
・分娩時障害による（下垂体茎断裂）
・下垂体炎（自己免疫性）
・ヘモクロマトーシス，他
高ゴナドトロピン性性腺機能低下症
原発性性腺機能低下症
・染色体異常や遺伝子異常
（クラインフェルター症候群，他）
・性腺形成不全に伴う
・糖尿病その他
・男性更年期（LOH 症候群）
・薬物や環境ホルモン
キスペプチン
ニューロン
視床下部
LH-RH
下垂体
ゴナドトロピン
(LH と FSH)
性　腺
テストステロン
E2：エストラジオール
フィードバック機構

図 14　男子性腺機能低下症の障害レベルと疾患分類

✖：障害部位

（著者作成）

ることは限らない。特に，低ゴナドトロピン性性腺機能低下症の半数以上は，原因を確定できない。病因を明らかにできない低ゴナドトロピン性性腺機能低下症は「特発性《とくはつせい》」という言葉を頭につけて「特発性低ゴナドトロピン性性腺機能低下症」（Idiopathic Hypogonadotropic Hypogonadism：ＩＨＨ）として別扱いにする。原因は明らかではないが，視床下部性性腺機能低下症が多くを占め，下垂体性性腺機能低下症も含まれる。

ＩＨＨを引き起こす原因となる遺伝子異常を解明するための研究が行われており，*POUIF1* 遺伝子（*PIT-1*），*GLI2* 遺伝子，*FSHB* 遺伝子，*GNRH1* 遺伝子，*HESX1* 遺伝子，*LEP* 遺伝子，*LEPR* 遺伝子，*LHB* 遺伝子，*LHX3* 遺伝子，*LHX4* 遺伝子，*NELF* 遺伝子，*NROB1* 遺伝子，*OTX2* 遺伝子，*PROP1* 遺伝子，*SOX2* 遺伝子，*SOX3* 遺伝子などが候補とされる。今後の研究の進歩によってＩＨＨの遺伝子異常・染色体異常あるいは他の病因が明らかになれば，将来は疾患分類が再編され，確定診断といえるレベルで「〇〇遺伝子異常による視床下部性性腺機能低下症」と診断でき，新たな観点から治療が可能な時代となるであろう[36]。

また病因が明らかになることによって，新しい予防の道も開かれると考えられる。

2 カルマン症候群

カルマン症候群（Kallmann syndrome）は，嗅覚欠損を伴う視床下部性性腺機能低下症である。本稿で提示した遺伝子（図15）に加え，さらに多くの遺伝子異常が明らかにされてきているが[37]，カルマン症候群でも半数近くは病因遺伝子を明らかにできない。嗅覚異常を伴わない例では，80％ほどは遺伝子異常などの原因を明らかにできない。著者も多くの例で解析を進めており自験例も含めて詳細はChapter 5で解説する。

- X 染色体連鎖性；X-linked
  - ・*KAL1* 遺伝子異常
- 常染色体連鎖性；Autosomal-linked
  - ・*FGFR1*（*KAL2*）遺伝子異常
  - ・*PROKR2*（*KAL3*）遺伝子異常
  - ・*PROK2*（*KAL4*）遺伝子異常
  - ・*CHD7*（*KAL5*）遺伝子異常
  - ・*FGF8*（*KAL6*）遺伝子異常
  - ・*IL17RD* 遺伝子異常
  - ・*SOX10* 遺伝子異常
  - ・*WDR11* 遺伝子異常
  - ・*KISS1* 遺伝子異常
  - ・*TAC3R* 遺伝子異常 and *TAC3* 遺伝子異常

その他の遺伝子異常

図 15 カルマン症候群における主な遺伝子異常

著者が経験したカルマン症候群 58 例に遺伝子解析した結果，58 例のうち 35 例に候補遺伝子に変異があり，23 例には変異はみられなかった。

（著者作成）

3　先天性の下垂体機能低下症の1疾患としての低ゴナドトロピン性性腺機能低下症

複合型下垂体ホルモン欠損症やＰＩＴ１異常症といった先天性の下垂体機能低下症（図16）において，症状の１つとして，低ゴナドトロピン性性腺機能低下症があらわれることがある。遺伝子異常と下垂体ホルモン分泌不全との関係性が明らかにされている疾患が複数ある。

4　二次的な原因による低ゴナドトロピン性性腺機能低下症

このグループ（図17）の性腺機能低下症の診断には，細心の注意が必要である。二次的な原因である疾患により，視床下部から下垂体の機能に影響を及ぼすため下垂体の種々のホルモン分泌が障害され，その結果として性腺機能低下症を伴う

● 先天性複合型下垂体ホルモン欠損症
(congenital pituitary hormone deficiency：CPHD)

・*POU1F1*（*PIT1*）遺伝子異常
・*PROP1* 遺伝子異常
・*HESX1* 遺伝子異常
・*LHX3* 遺伝子異常
・*LHX4* 遺伝子異常
・*SOX2* 遺伝子異常
・*SOX3* 遺伝子異常
・*OTX2* 遺伝子異常

**図 16　先天性の下垂体機能低下症の 1 疾患としての
低ゴナドトロピン性性腺機能低下症**

（著者作成）

- 頭蓋咽頭腫
- 下垂体腫瘍
- 髄膜種
- 下垂体卒中
- サルコイドーシス，ヘモクロマトーシス，
  ヒスティオサイトーシスX
- 頭部外傷
- 中枢への放射線照射
- 過激な運動
- 栄養障害（思春期やせ症）
- タンパク同化ホルモン過剰投与
- ステロイド過剰
  (クッシング症候群，ステロイド過剰投与)

図17 二次的な原因による低ゴナドトロピン性性腺機能低下症

（著者作成）

ことになる［38］［39］。また，視床下部から下垂体後葉《こうよう》の障害から尿崩症を伴う場合がある。原因疾患の治療を担当する医師が脳外科，神経内科，血液内科，放射線科などいろいろな診療領域にまたがるため，合併する下垂体機能低下症や性腺機能低下症が長らく見逃されている例が少なくない。例えば，成人男性で頭部挫傷による下垂体茎断裂から汎下垂体機能低下症に陥った例や，小児男児で脳腫瘍に対する術後放射線照射を受けた結果，二次性徴が来なくなったなどの例が決して少なくない。また，患者自身が原因疾患と性腺機能低下症を関連付けて訴えるケースは少ないという一面もある。原因疾患が重症であれば，その治療にすべての注意が注がれてしまい，性腺機能低下症には注意が向かないのである。臨床医にとって性腺はブラックボックスであり，それに気付いて診断への扉を開けられるかどうか，臨床医のセンスと能力が試されるのである。

3 高ゴナドトロピン性性腺機能低下症の原因疾患

このグループは下垂体からのゴナドトロピンであるＬＨやＦＳＨが高値となるため高ゴナドトロピン性性腺機能低下症に分類される。性腺そのもの，すなわち先天的に精巣の分化と発達に異常がある疾患と，正常な精巣に二次的障害を受けることによって機能低下を来たす場合がある。

1 先天性の高ゴナドトロピン性性腺機能低下症

先天性の高ゴナドトロピン性性腺機能低下症（図18）のうち，医療機関で治療を受けている患者さんはクラインフェルター症候群で，出生男児の800～1,000人に１人と，性腺に関する染色体異常として最も頻度が高い疾患である。女性にみられる染色体異常で起こる45,X を代表とするターナー症候群は出生女児の

- クラインフェルター症候群（Klinefelter syndrome）
- 46,XX 男性（46,XX male）
- 他の染色体異常に伴う
- Y 染色体欠損
- 先天性精巣欠損
- アロマターゼ欠損症

図 18 先天性の高ゴナドトロピン性性腺機能低下症

（著者作成）

1,000～3,000人に1人である。ターナー症候群に比べ，クラインフェルター症候群の発生頻度がいかに高いかが分かる。クラインフェルター症候群以外の先天性の高ゴナドトロピン性性腺機能低下症は稀で，例えば，先天性精巣欠損は著者の50年近い臨床経験で2人を治療しているだけである。

2 二次性の高ゴナドトロピン性性腺機能低下症

このグループ（図19）は外傷や精巣捻転《せいそうねんてん》などはっきりした原因があって，二次性の高ゴナドトロピン性性腺機能低下症を発症する例が多い。しかし，HIV感染症，抗がん剤，他の薬剤，サプリメント，さらには環境ホルモンなど男性の性腺に対する影響は思いのほか大きいものがある。そのため，現在治療中の疾患や，服用中の薬剤の作用に加え，患者さんの自覚症状などを医師は克明に聞き取り，性腺機能低下を伴っていないかを疑って検査する必要がある。診断のための検査は血中テストステロン値とLH値，FSH値を測定し，血中テストステロン

- 外傷（trauma）
- 精巣捻転（torsion）
- 精巣摘出（orchidectomy）
- 抗がん剤（chemotherapy）
- HIV 感染症
- 自己免疫に伴う
- 環境ホルモン

図 19　二次性の高ゴナドトロピン性性腺機能低下症

（著者作成）

値の年齢基準に照らし合わせて有意に低値であれば鑑別診断を行い，診断を確定することができる。

4 男子性腺機能低下症の治療

1 治療概論

性腺機能低下症に対して根本的な病因から治療できる疾患は，二次的な原因（感染症，薬剤，摘出可能な腫瘍，外傷など）があって性腺機能低下症が引き起こされている場合である。先天的な遺伝子異常や染色体異常による性腺機能低下症は，病因を治療できないため，血中テストステロンの欠乏を補充する治療を行う。低ゴナドトロピン性性腺機能低下症にはゴナドトロピンの欠乏を補充するゴナドトロピン療法[40]，高ゴナドトロピン性性腺機能低下症にはテストステロンの欠乏を補充するテストステロン治療が原則である。

カルマン症候群のような低ゴナドトロピン性性腺機能低下症の場合は，欠乏しているゴナドトロピンの投与によって精巣を刺激し，血中テストステロンを上昇させ，かつ精子形成を促すことができる。低ゴナドトロピン性性腺機能低下症の男性でゴナドトロピン療法による治療を経て挙児を得た後は，テストステロン治療だけか，ヒト絨毛性性腺刺激ホルモン（human chorionic gonadotropin：hCG）治療だけを継続する。ときに，セカンドオピニオンで当院に来た患者さんで，カルマン症候群で挙児を希望しているにもかかわらずテストステロン治療のみを受け続けており，外見上の二次性徴は完成しているものの，精子がみられない例を何例か経験した。低ゴナドトロピン性性腺機能低下症は，テストステロン治療だけでは精子形成は促せない［41，42］。

一方，クラインフェルター症候群のような高ゴナドトロピン性性腺機能低下症は，精巣そのものに機能低下がみられ，ゴナドトロピン療法では効果が得られないため，テストステロン治療を行う。

2　ゴナドトロピン療法の基本的な考え方

ゴナドトロピン療法で使われるホルモン製剤は，大きく分けて2種類ある。ＬＨ作用を有するhCG製剤と，ＦＳＨ作用を有するヒト下垂体性性腺刺激ホルモン(human menopausal gonadotrophin：hMG) 製剤である[43]。近年はhMG製剤に代わり，遺伝子組換え技術で合成されたＦＳＨ作用を有する遺伝子組換えヒト卵胞刺激ホルモン (recombinant human follicle stimulating hormone：rhFSH) 製剤が用いられることが多い[44]。また，hCG製剤も遺伝子工学によってＬＨ作用を有するrhLHが合成されることになっている。

先天性の性腺機能低下症の場合は，ゴナドトロピン療法の開始にあたり，何歳から治療を開始するかと，治療開始時の投与量の2つが焦点になる。思春期年齢前に発見された例では，成長という観点から，目標身長を考慮して治療を開始しなければならない。なぜならテストステロンは成長期の骨端軟骨の成熟に働き，骨端線を閉じる方向に働くからである。テストステロンが骨へ作用し，骨成熟により一時的に身長が伸びるようにみえるが，その後，骨端線が閉じて身長の伸びは止まる。そのため，患者さんが17～18歳になるまでゴナドトロピン療法は行わず，骨端線が閉じてから性腺治療を開始するといった考え方がある。ただ，17～18歳までゴナドトロピン療法を行わない場合，患者さんは二次性徴が進まず，同級生と比べて劣等感や自己評価の低さ（inferiority complex）を抱くケースもあるようである。15歳以前に発見された例は，性腺の完成まで時間に余裕があるため，FSH製剤による治療を先行して，半年後からLH作用のあるhCG製剤を併用して血中テストステロン値の上昇を待つ方法もある。これは健常人の思春期はFSHの上昇から始まり，追ってLHの上昇がみられることを模倣した方法で，この方法のほうが精子形成が促されるという報告がある[45][46][47]。

著者は，思春期は多感な年ごろであることに配慮し，思春期年齢前に発見された性腺機能低下症には，15歳頃から少量のゴナドトロピン療法を開始し，3～4ヵ月に1回の頻度で骨年齢を評価して，目標身長を予測しながらゴナドトロピン療法を続ける方法で治療に工夫している。著者の治療法を紹介すると，例えば遺伝子解析などでカルマン症候群と確定診断された男子には，15歳頃から導入期（induction period）としてhCG製剤を週1回1,000単位，rhFSH製剤を週1回75単位で続け，骨年齢を評価しながら2～3年後に増量する。性腺機能低下症の患者さんは暦年齢より，骨年齢が2～3年遅れている例が多い。12～13歳頃から骨年齢をみて少量のゴナドトロピン療法から治療を開始しても，目標身長を低くすることなく，安心して治療ができると考えている。男子性腺機能低下症はゴナドトロピン療法を上手に操ることによって，両親を基準とした身長よりも，患者さんの目標身長を高くすることが可能であり，著者は患者さんの目標身長が170cmになるようにゴナドトロピン療法を増量するスピードを調整している。性腺機能低下症は骨端線の閉鎖は遅れるので，20歳以降で骨端線が閉じた時点で，ゴナドトロピン療法の維持療法に入る。hCG製剤を3,000～5,000単位を週2回，rhFSH製剤を150単位で週2回続ける。そして，注射と注射の中間値での血中テストステロン値が年齢相当を維持するようにhCG製剤の量を調整する。治療経過中1～2年して同じ量のhCG製剤で次第に血中テストステロン値が上昇し，正常値の上限（テストステロン 1,000ng/dL 以上）を超える場合があるが，それは治療により精巣が発育しライディッヒ細胞の反応性が改善したことによると考えられる。

20歳を過ぎてから性腺機能低下症が発見され治療を開始する例は，成人の維持量から開始してよい。特に30歳を過ぎてから治療を開始する例は，rhFSH 製剤だけで半年も治療しながら二次性徴の発来がみられない時期を待たせるよりも，早めに効果を患者さんに実感いただくために，hCG 製剤と rhFSH 製剤の同時スタートとしている。その方法で精子形成もあり，挙児を得る例を経験している。ただし，挙児を希望しない男性に対する男性ホルモン補充療法はテストステロン治療でよいと考える。

なお，下垂体茎断裂や脳腫瘍によって性腺機能低下症を生じた例は，出生時に精巣はテストステロンシャワーを受けているためゴナドトロピン療法に対する反応もよく，先天性の性腺機能低下症に比べ，維持量は少なくてよい例が多い。こうした例に思春期年齢からゴナドトロピン療法を開始する際に目安となる投与量は，骨年齢を基準として年齢相当の血中テストステロン値を目標にhCG製剤の量を調整することである。

3 テストステロン治療の基本的な考え方

テストステロン治療は，精巣機能障害を有する高ゴナドトロピン性性腺機能低下症に対する基本的な治療で，多くはクラインフェルター症候群を対象とした補充療法である。治療で使うことができるテストステロン製剤はテストステロンエナンテートのみで，剤形は筋注製剤の125 mgと，250 mgのデポー型製剤がある。125 mgは10日～2週間に1回，また250 mgは3～4週間に1回筋注としている。デポー型製剤は，注射後の血中テストステロン濃度は注射2～3日後にピークとなり，その後125 mgであれば2週間後には基礎値近くまでゆっくり低下する。注射2～3日後は高いピークによって異常な興奮状態や性欲の亢進と攻撃性がみられ，血中濃度が低下してくると強い全身倦怠感とうつ状態といった副反応を呈して推移する[48][49]。患者さんによっては，うつ状態のときは仕事が手につかないこともあるようである。健常人の生理的なテストステロンの血中濃度は，わずかな日差変動を示しながら，ある一定濃度を推移している。これを模倣して，著者はテストステロンエナンテート125 mgを25 mgずつ注射器に分注し，3日に1回注射する方法で，治療に工夫している。この方法で治療を続けている患者さんが10名ほどあり，倦怠感とうつの症状は解消され気分よく生活できるそうで，この治療方法を希望して遠方から当院へ通院する患者さんもいる。デポー型製剤の場合，血中テストステロン濃度でどれくらいの数値が生理的な血中濃度に相当するかを考慮する必要がある。著者は，注射と注射の中間値が患者さんの年齢で平均的な値であれば適切な量と考え，定期的に血中濃度を測定して，注射の量を調整している。今後，血中濃度が安定するテストステロン製剤やパッチ製剤のわが国への導入が望まれる[50][51][52][53]。

　思春期年齢からテストステロン治療を開始する場合，何歳から治療を開始するか，また治療開始時の投与量をどの程度にするかが課題となる。骨年齢を慎重に追跡しながら，目標身長が170cm程度に到達できるようテストステロンの投与量および投与間隔を調整する。テストステロン製剤による治療では，測定した血中テストステロン濃度はそのまま測定値として信頼でき，コントロールは難しいものではない。

50歳を過ぎた男性にテストステロン治療を行う場合は，前立腺がんの検査として前立腺《ぜんりつせん》特異《とくい》抗原《こうげん》（prostate-specific antigen：PSA）の測定が必要である[54]。女性に対するカウフマン療法は更年期年齢を過ぎると打ち切られるが，女性と根本的に異なることは，健常な男性の血中テストステロン値は80～90歳代の高齢者でも200～300ng/dLを推移し一定のレベルを維持していることである。つまり，男子に対するテストステロン治療は，生涯にわたり続けることが望ましい。

Chapter 5 カルマン症候群

1 カルマン症候群とは

1 カルマン症候群の発見

低ゴナドトロピン性性腺機能低下症の代表的疾患は，カルマン症候群である。カルマン症候群は，1944年にKallmannが嗅覚欠損を伴う性腺機能低下症の3例を遺伝性疾患として報告したことに始まる[55]。しかし，嗅覚欠損と性腺機能低下症が結びつく機序は，長らく謎であった。1989年，Schwanzel-

Fukudaは，胎生期にGnRH分泌細胞が鼻粘膜下の嗅板《きゅうばん》（olfactory placode）に発生し，嗅神経《きゅうしんけい》の軸索《じくさく》に沿って視床下部に移動する（migrateと表現）ことをつきとめた[56]。視床下部に到達するとGnRH分泌神経細胞として着床《ちゃくしょう》し，軸索を正中隆起部《せいちゅうりゅうきぶ》に伸ばし，視床下部ホルモンであるGnRHを下垂体に放出するという機序が明らかになった[57]。原因となる候補遺伝子として，*KAL1*遺伝子が最初に発見された。*KAL1*遺伝子はanosminという機能タンパクをコードしており，anosminは嗅神経の軸索の伸長と，それに伴う神経終末の接着に働くとされる。そのためanosminの欠損により嗅神経の軸索の延長が障害され，嗅覚異常とGnRH分泌細胞の欠損によって視床下部性性腺機能低下症を呈し，カルマン症候群が発現する（図20）。

著者のグループはわが国で初めて*KAL1*遺伝子の解析に成功し，2000年11月に第11回 国際内分泌学会で発表した。カルマン症候群19例（われわれが治療していた4例と，全国から紹介を受けた15例）に対し，*KAL1*遺伝子の解析を行った結果，19例のうち4例に変異を認め，残りの15例には変異は見つから

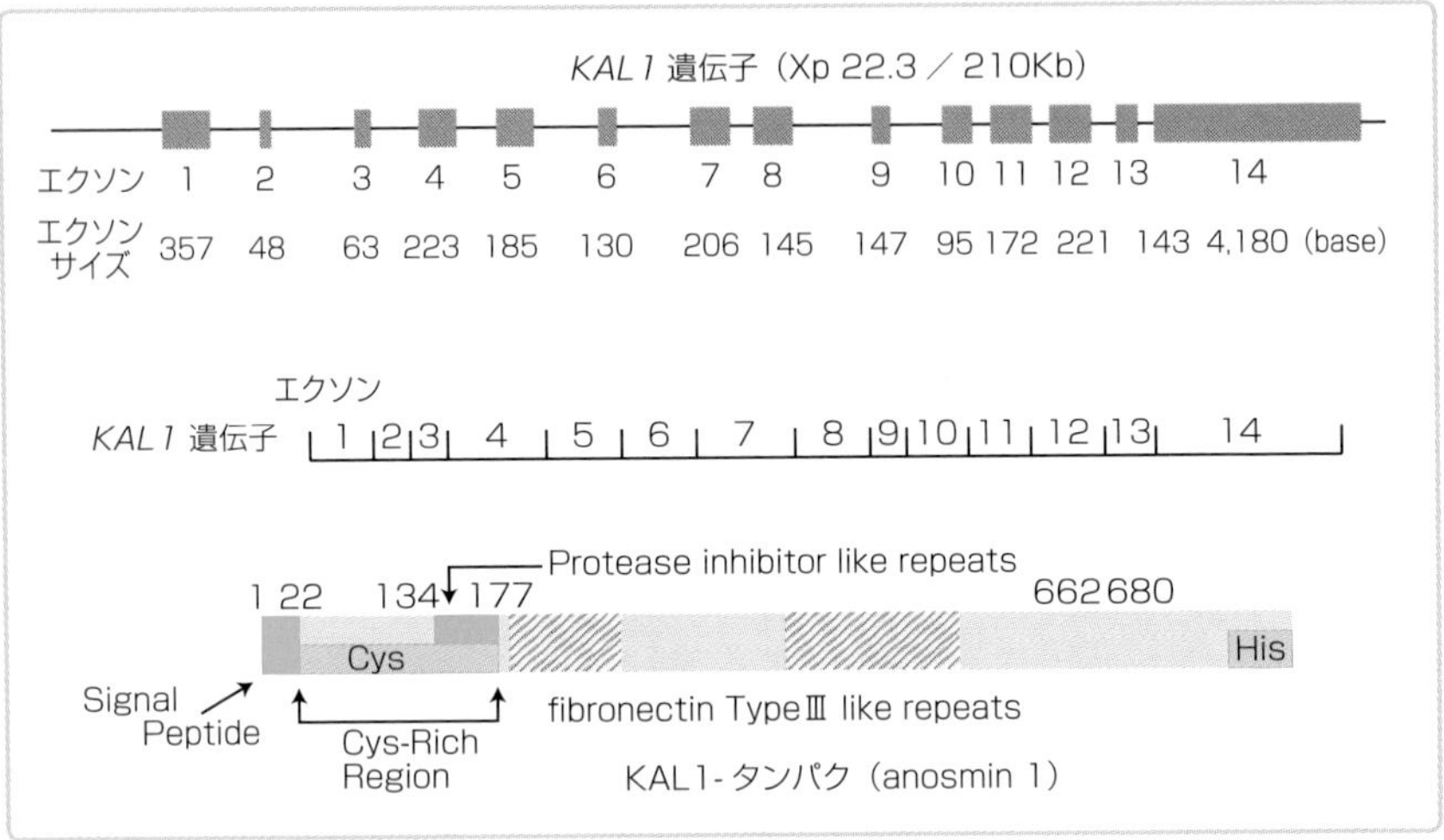

図 20　*KAL1* 遺伝子と KAL1 タンパク質の構造

（著者作成）

表 1 カルマン症候群 19 例の臨床像と *KAL1* 遺伝子変異

No.	遺伝形式	年齢	性	外性器 Tanner stage	テストステロン	LH (mIU/mL)	FSH (mIU/mL)	合併症	*KAL1* 遺伝子変異
1	散発例	15	M	I	0.5ng/dL	4.9	2.3	右腎形成不全, 右尿管異所開口	Gln66Stop
2	一卵性双生児	19	M	II	0.4ng/dL	< 0.5	< 0.5	外斜視, 心室中隔欠損症	Pro419del14
3	散発例	19	M	II	0.3ng/dL	< 0.5	< 0.5	外斜視, 心室中隔欠損症	Pro419del14
4	散発例	21	M	I	< 5.0ng/dL	0.4	1.8	—	in6/ex7
5	散発例	16	M	I	< 0.5ng/dL	0.5	1.4	—	—
6	散発例	22	M	I	0.3ng/dL	< 2.3	< 1.9	—	—
7	散発例	31	M	I	< 10ng/dL	5.2	3.1	—	—
8	散発例	32	M	I	7.8ng/dL	1.1	0.9	尿崩症, empty sella	—
9	散発例	18	F	I	E_2 < 10pg/mL	0.08	0.4	聴覚障害	—
10	不明	18	F	I	E_2 < 10pg/mL	< 0.5	0.6	—	—
11	散発例	15	M	I	< 0.2ng/dL	< 0.5	7	—	—
12	散発例	17	M	I	10.3ng/dL	< 0.1	0.3	—	—
13	散発例	18	M	I	< 0.2ng/dL	0.21	0.9	—	—
14	散発例	21	M	I	31ng/dL	2.5	4.4	青色虹彩, 聴覚障害	—
15	不明	21	M	?	9.2ng/dL	0.5	0.6	—	—
16	散発例	24	M	II～III *	0.8ng/dL	0.5	1	—	—
17	散発例	24	M	II	13.1ng/dL	< 0.1	3.8	漏斗胸	—
18	散発例	28	M	I	14ng/dL	3.9	2.2	低身長, 遺伝性球状赤血球症	—
19	散発例	13	M	I	< 0.2ng/dL	< 0.1	< 0.5	左聴覚障害, empty sella	—

* 以前一時的に治療を受けたことあり

（著者作成）

なかった[58][59]（表1）。当時，著者はカルマン症候群のほとんどは*KAL1*遺伝子の異常で説明できるものと思っていたが，解析例のうち80％で病因遺伝子が不明ということが分かり，カルマン症候群の病因がいかに多様（heterogeneous）であるかを知らされた。当時は解析例の80％で病因遺伝子が不明であったが，後々に新たな候補遺伝子が明らかになったことで，2023年時点では解析例の60％の遺伝子異常が明らかにできている。しかし40％は病因遺伝子が不明であり，まだまだカルマン症候群は謎の多い疾患である。

その後の医学の進歩で，カルマン症候群に特異的な候補遺伝子は*ANOS1*（*KAL1*）遺伝子以外に，*FGFR1*遺伝子，*PROKR2*遺伝子，*PROK2*遺伝子，*CHD7*遺伝子，*FGF8*遺伝子などが明らかになった。またカルマン症候群と特発性低ゴナドトロピン性性腺機能低下症（IHH）の両者にまたがる候補遺伝子として*WDR11*遺伝子，*GNRHR*遺伝子，*HS6ST1*遺伝子，*KISS1*遺伝子，*KISS1R*遺伝子，*SEMA3A*遺伝子，*IL17RD*遺伝子，*TAC3*遺伝子，*TACR3*遺伝子，*SOX10*遺伝子など，30以上の遺伝子が明らかとなっている（図21）。

【カルマン症候群に特異的な候補遺伝子】（6 遺伝子）

- *ANOS1*（*KAL1*）遺伝子
- *FGFR1*（*KAL2*）遺伝子
- *PROKR2*（*KAL3*）遺伝子
- *PROK2*（*KAL4*）遺伝子
- *CHD7*（*KAL5*）遺伝子
- *FGF8*（*KAL6*）遺伝子

【IHH に特異的な候補遺伝子】（16 遺伝子）

- *POU1F1*（*PIT1*）遺伝子
- *GLI2* 遺伝子
- *FSHB* 遺伝子
- *GNRH1* 遺伝子
- *HESX1* 遺伝子
- *LEP* 遺伝子
- *LEPR* 遺伝子
- *LHB* 遺伝子
- *LHX3* 遺伝子
- *LHX4* 遺伝子
- *NELF* 遺伝子
- *NROB1* 遺伝子
- *OTX2* 遺伝子
- *PROP1* 遺伝子
- *SOX2* 遺伝子
- *SOX3* 遺伝子

【カルマン症候群と IHH ともに候補になる遺伝子】（10 遺伝子）

- *WDR11* 遺伝子
- *GNRHR* 遺伝子
- *HS6ST1* 遺伝子
- *KISS1* 遺伝子
- *KISS1R* 遺伝子
- *SEMA3A* 遺伝子
- *IL17RD* 遺伝子
- *TAC3* 遺伝子
- *TACR3* 遺伝子
- *SOX10* 遺伝子

図 21 カルマン症候群の遺伝子解析を対象とした 32 の候補遺伝子

IHH：特発性低ゴナドトロピン性性腺機能低下症

（著者作成）

2 候補遺伝子群の働き

ANOS1（*KAL1*）遺伝子異常によるカルマン症候群の発生メカニズムは理解しやすいが，*ANOS1*（*KAL1*）遺伝子にコードされたanosminタンパクの作用から，嗅覚欠損や性腺機能低下症という症候をいかに説明できるか，詳細は疑問が残る。またカルマン症候群は，主徴である性腺機能低下と嗅覚障害以外に，聴覚障害，色覚異常，口蓋裂《こうがいれつ》，片腎欠損《かたじんけっそん》，小脳症状《しょうのうしょうじょう》（協調運動障害），合指症《ごうししょう》，歯牙欠損《しがけっそん》など種々の合併症を伴う場合があり，合併症に応じてその治療・管理は専門領域に委ねられている。カルマン症候群の候補遺伝子が明らかになるにつれ，遺伝子異常に伴って，これら種々の合併症が説明されるようになってきた。例えば，*FGFR1*遺伝子は，線維芽細胞増殖因子受容体《せんいがさいぼうぞうしょくいんしじゅようたい》（fibroblast growth factor receptor）をコードしており，GnRH神経細胞のmigrationにも働くとされる。そのため*FGFR1*遺伝子に変異があると，カルマン症候群としての嗅覚欠損と性腺機能低下症に加えて，口蓋裂，歯牙欠損，合指症を伴う。

3 自験例の遺伝子解析

当院でカルマン症候群と診断された患者さんは，2020年1月時点で46例（男性40例，女性6例）である。カルマン症候群はheterogeneousな疾患であり，まだ解明されていない遺伝子変異の特徴を解明すべく，緒方 勤先生（浜松医科大学小児科特命研究教授・特定教授）と深見真紀先生（国立成育医療研究センター分子内分泌研究部部長）との共同研究で，候補にあがっている32の遺伝子の解析を進めている。

当院の全例を対象に，次世代シーケンサーMiSeq（150bp Paired-End）で候補遺伝子について遺伝子解析を行い，解析を終えた26例について，2022年に第95回 日本内分泌学会総会で報告した。遺伝子変異の内訳は，*ANOS1*（*KAL1*）4例，*FGFR1*（KAL2）遺伝子5例，*PROKR2*（*KAL3*）遺伝子2例，*CHD7*遺伝子1例，*IL17RD*遺伝子1例，*GLI2*遺伝子1例，*SOX10*遺伝子1例，*WDR11*遺伝子1例と，26例中16例（77％）に変異を認め，10例（23％）には候補遺伝子に変異を認めなかった。さらにいずれの例も，特定の患者ファミリーの遺伝子異常の影響（founder gene effect）はなかった（**表2**）。

当院のカルマン症候群の患者さんは全国から受診されるので，遺伝子変異の分布は，わが国のカルマン症候群の遺伝子異常の分布を示すとも考えられる。カルマン症候群の患者さんをこれほど診ている医療機関は，全国でも随一であろう。

著者は臨床とともに研究を続け，カルマン症候群の患者さんから得られるデータから，次の時代の新たな診断と治療に貢献したいと考えている。

他の内分泌異常	遺伝子異常
なし	*ANOS1(KAL1)*
なし	*ANOS1(KAL1)*
なし	*ANOS1(KAL1)*
なし	*ANOS1(KAL1)*
なし	*FGFR1(KAL2)*
なし	*FGFR1(KAL2)*
なし	*FGFR1(KAL2)*
なし	*FGFR1(KAL2)*
なし	*FGFR1(KAL2)*
なし	*PROKR2(KAL3)*
なし	*PROKR2(KAL3)*
なし	*CHD7(KAL5)*
なし	*IL17RD*
なし	*GLI2*
なし	*SOX10*
なし	*WDR11*
なし	変異なし
なし	変異なし
成人成長ホルモン分泌不全症	変異なし
なし	変異なし
なし	変異なし
なし	変異なし
なし	変異なし
原発性性腺機能低下症を合併	変異なし
なし	変異なし
クラインフェルター症候群合併	変異なし

（著者作成）

表 2 カルマン症候群 26 例の遺伝子異常

No	年齢	性	嗅覚欠損	精巣容量 右 / 左 mL	テストステロン [Te] (ng/dL) エストラジオール [E_2] (pg/mL)	LH 基礎値 (mIU/mL)	LH ピーク値 (mIU/mL)	FSH 基礎値 (mIU/mL)	FSH ピーク値 (mIU/mL)
1	17	M	嗅覚欠損	3mL/3mL	Te：17.9	<0.1	0.7	0.2	1.4
2	1	M	嗅覚欠損	2mL/3mL	Te：5	0.4	4	0.3	3.2
3	15	M	嗅覚欠損	0mL/2mL	Te：0.5	4.9	-	2.3	-
4	31	M	嗅覚欠損	8mL/8mL	Te：87.4	<0.1	0.8	0.2	1.1
5	13	F	嗅覚欠損	＊	E_2：8.4	0.1	0.9	0.5	3.2
6	21	M	嗅覚欠損	4mL/4mL	Te：37.2	1.2	8.6	1.8	3.8
7	29	F	嗅覚欠損	＊	E_2：<5.0	0.2	2.6	1.7	4.8
8	15	M	嗅覚欠損	3mL/3mL	Te：7.5	0.7	9.4	2.9	11
9	25	F	嗅覚欠損	＊	E_2：9.1	0.1	-	0.1	-
10	30	F	嗅覚欠損	＊	E_2：0.5	0.3	-	1.4	-
11	15	M	嗅覚欠損	1mL/1mL	Te：54.4	<0.1	0.8	0.3	2.2
12	15	M	嗅覚欠損	3mL/3mL	Te：24.1	0.4		1.1	1.4
13	15	M	嗅覚欠損	3mL/3mL	Te：16.4	<0.1	0.7	0.1	
14	29	M	嗅覚欠損	＊	他院でカルマン症候群と診断				
15	27	M	嗅覚欠損	3mL/34mL	Te：24.3	0.1	2.5	0.4	2.7
16	27	M	嗅覚欠損	4mL/4mL	Te：20.9	0.3	-	0.1	-
17	27	M	嗅覚欠損	4mL/4mL	Te：10	0.5	5.2	1.4	3.1
18	45	M	嗅覚欠損	4mL/4mL	Te：20.1	0.1	2	0.4	1.4
19	56	M	嗅覚欠損	5mL/5mL	Te：26.9	0.8	5.8	1.4	3.5
20	25	M	嗅覚欠損	2mL/3mL	フリーテストステロン /0.6pg/mL	0.6	5.8	1.1	4.1
21	37	M	嗅覚欠損	3mL/5mL	Te：50.7	0.6	4.9	0.8	3.1
22	20	F	嗅覚欠損	＊	E_2：8.5	0.5	4.8	1.1	6.7
23	20	M	嗅覚欠損	3mL/4mL	Te：26.3	0.1	0.2	0.1	1.1
24	18	M	嗅覚欠損	4mL/4mL	Te：18.6	0.2	4	0.5	2.8
25	44	M	嗅覚欠損	4mL/4mL	Te：22.5	0.1	1.9	0.6	2.3
26	39	M	嗅覚欠損	4mL/4mL	テストステロン治療中	6.1	25.8	5.9	10.1

4 候補遺伝子の作用における著者の仮説

われわれ臨床医はサイエンティストでもあるから，どのような異常があって性腺機能低下症と嗅覚欠損などが同時に発現するのか，その機序を解明したいという思いは尽きない[60]。候補遺伝子によるカルマン症候群の発症機序について，著者は想像力たくましく自分なりに仮説を自由に展開させ，それぞれの候補遺伝子の作用部位を予想して描き入れ，鼻粘膜の嗅板と嗅神経の軸索から嗅球，そして視床下部―下垂体系までを図式化した（図22）。図22は，あくまで著者が解明されているデータをもとに作成したイメージ図であるが，このスキーマを眺めていると，カルマン症候群という疾患から，候補遺伝子それぞれの働きが理解できるようにも感じられる。研究に携わる医師にとって，欠けたピースは，いつか解明されるべき夢のあるテーマである。カルマン症候群の候補遺伝子の解析が進めば，作用部位は詳細に示され，遺伝子異常から合併症を診断できる時代も来るだろう。遺伝子異常とカルマン症候群の関係性が明らかにされることを期待している。

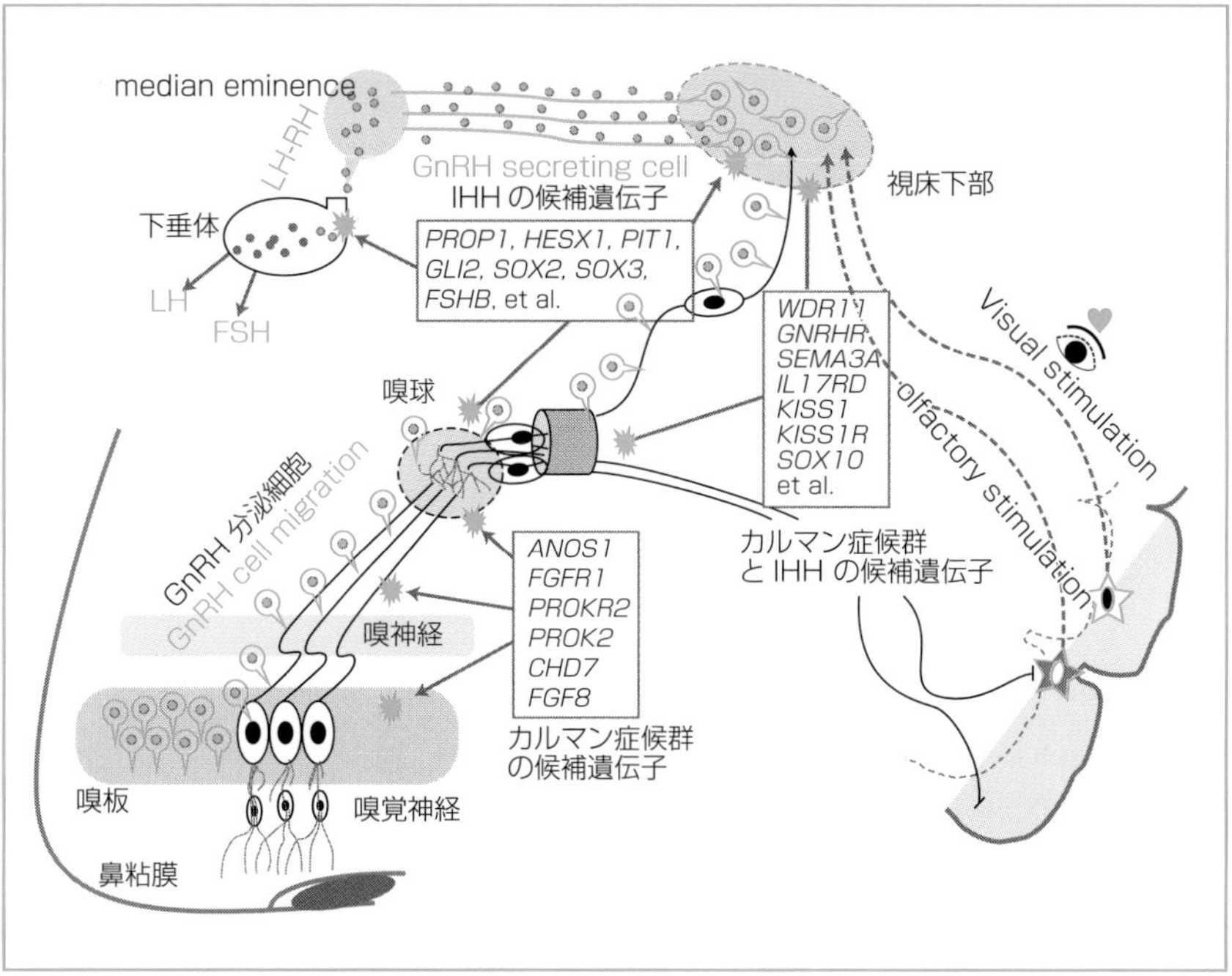

図 22 カルマン症候群の遺伝子異常（嗅覚欠損と性腺機能低下症との関係を示す予想図）

: 遺伝子異常による障害部位
: LH-RH
: LH-RH 神経細胞
: LH-RH 分泌神経細胞
: 嗅覚神経
: 嗅神経細胞
: 視神経細胞

（著者作成）

2 カルマン症候群の診断

1 診断概論

疾患の確定診断とは，その疾患の定義を証明することである。カルマン症候群は，視床下部性の性腺機能低下症と嗅覚欠損があり，両者を結びつける病因としての遺伝子異常を証明すると確定する。カルマン症候群を診断するための検査は，①ＬＨ値，ＦＳＨ値，テストステロン値の測定，②LH-RH負荷試験，③ゴナドトロピン以外の下垂体機能検査，④嗅覚検査，⑤頭部ＭＲＩによる嗅神経と嗅溝《きゅうこう》の確認，⑥染色体検査，⑦遺伝子解析などである。医師は検査結果をもとに，疾患の定義を網羅しているか，何が診断に欠けているかを判断しカルテに記載する。

例えば，嗅覚検査で完全な嗅覚欠損が証明され，頭部ＭＲＩで嗅神経欠損を認め，内分泌検査でＬＨとＦＳＨが低値で，LH-RH負荷試験で低反応ながら反応を認めると，視床下部性性腺機能低下症となる。そこで遺伝子解析を行い，候補遺伝子を検索し，*ANOS1*（*KAL1*）遺伝子などに異常を認めるなど，病因が明らかにされる（図23）。

2　嗅覚欠損などを伴わない場合

嗅覚欠損などを伴わない低ゴナドトロピン性性腺機能低下症は，疾患概念からはカルマン症候群に該当しない。背後にある性腺機能低下症が先天性の低ゴナドトロピン性性腺機能低下症で，嗅覚などが正常であれば，特発性低ゴナドトロピン性性腺機能低下症（IHH）に分類される。IHHは視床下部性性腺機能低下症であり GnRH 分泌不全であるため，治療はカルマン症候群と同じくゴナドトロピン療法である。

IHHの原因となる特有の候補遺伝子としてあげられる遺伝子異常は，*POU1F1*（*PIT1*）遺伝子，*GLI2* 遺伝子，*FSHB* 遺伝子，*GNRH1* 遺伝子，*HESX1* 遺伝子，*LEP* 遺伝子，*LEPR* 遺伝子，*LHB* 遺伝子，*LHX3* 遺伝子，

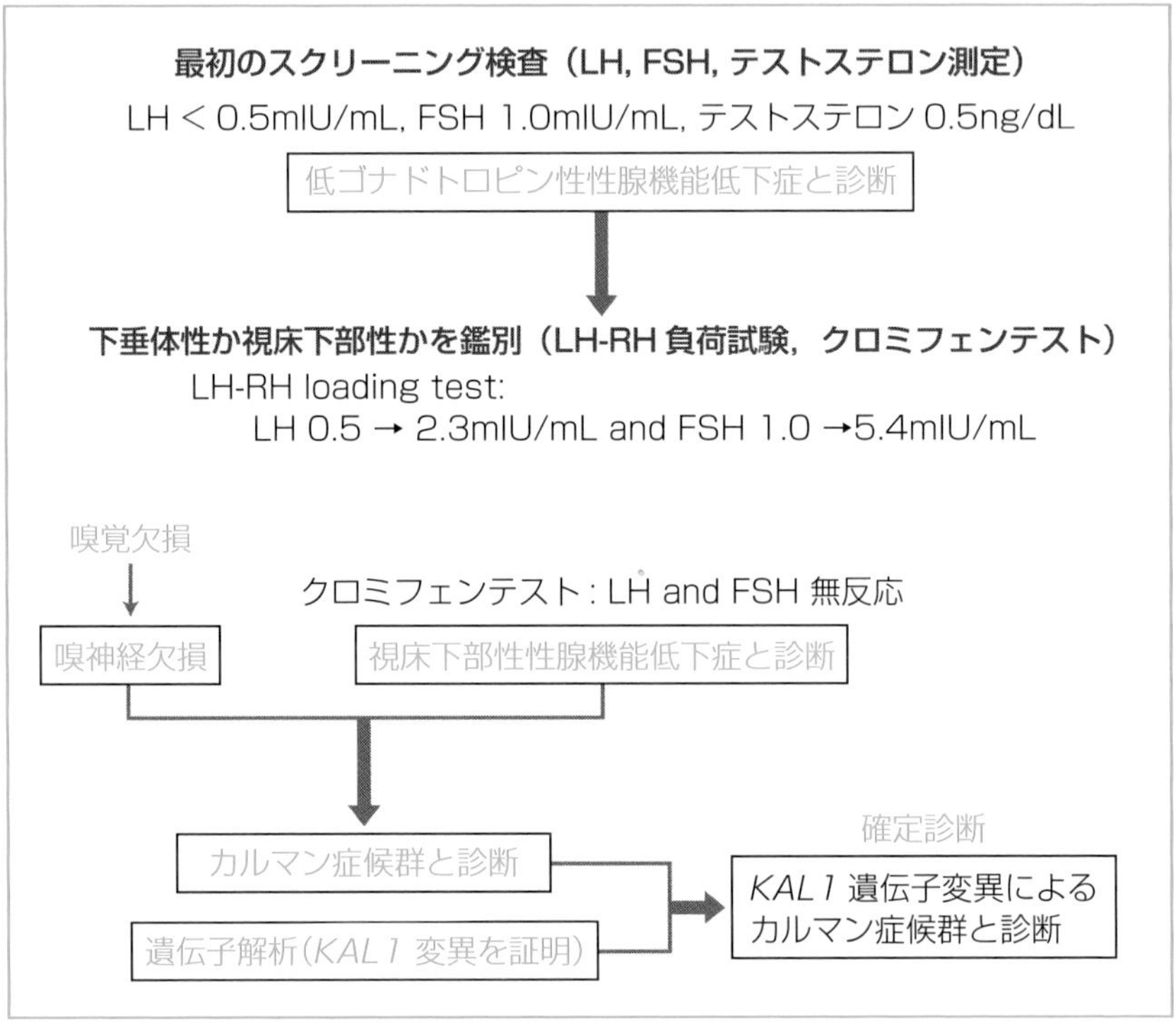
最初のスクリーニング検査（LH, FSH, テストステロン測定）
LH < 0.5mIU/mL, FSH 1.0mIU/mL, テストステロン 0.5ng/dL
低ゴナドトロピン性性腺機能低下症と診断
下垂体性か視床下部性かを鑑別（LH-RH 負荷試験，クロミフェンテスト）
LH-RH loading test:
LH 0.5 → 2.3mIU/mL and FSH 1.0 →5.4mIU/mL
嗅覚欠損
クロミフェンテスト : LH and FSH 無反応
嗅神経欠損
視床下部性性腺機能低下症と診断
カルマン症候群と診断
遺伝子解析（*KAL1* 変異を証明）
確定診断
KAL1 遺伝子変異による
カルマン症候群と診断

図 23 カルマン症候群の確定診断までのステップ
（カルマン症候群患者のデータを仮定して例示）

（著者作成）

LHX4 遺伝子，*NELF* 遺伝子，*NR0B1* 遺伝子，*OTX2* 遺伝子，*PROP1* 遺伝子，*SOX1* 遺伝子，*SOX2* 遺伝子，*SOX3* 遺伝子などがある [61]。病因を明らかにするために候補遺伝子の解析を行うと，カルマン症候群と共通の遺伝子異常を示す例もあり，*PROK2*（*KAL4*）遺伝子あるいは *PROKR2*（*KAL3*）遺伝子異常は，重症のカルマン症候群からＩＨＨまで，いろいろな程度の phenotypes を呈する。ただ，すべてが遺伝子異常によるものだろうか。遺伝子異常以外が病因である可能性も，候補として残しておきたい。

3 カルマン症候群の治療

1 治療概論

カルマン症候群は視床下部からの GnRH 分泌不全であるため，ゴナドトロピン療法（hCG製剤とrhFSH製剤）を行う。遺伝子解析などで思春期年齢前にカルマン症候群を発見できれば，先行してFSH製剤による治療を始め，半年〜1年後にhCG製剤を併用する考え方もある。思春期の初期には血中FSHの上昇が先行し，次第にLHの上昇によってテストステロン値が上昇するという，正常の二次性徴の発来を模倣した治療法である。このFSH先行による治療計画で投与すると，精細管の発育と先々の妊孕能に関係すると考えられているため，長期に追跡した研究報告を待ちたい。本人の希望に応じ，著者も一部の患者さんにトライしている。ただ，著者が治療を担当するほとんどの例は診断時に20歳を超えているため，本人の希望を考慮してhCG製剤とrhFSH製剤を同時にスタートしている。

かつて，GnRHのポンプによる間欠皮下注射《かんけつひかちゅうしゃ》による治療が試された時期があった。著者も何例か臨床で経験したが，間欠皮下注射では血中テストステロンレベルを思うように上昇させることができないことから，現在は使われなくなった。間欠皮下注射の連続によりホルモン受容体のダウンレギュレーション（down regulation）が起こり，反応性が低下したものと著者は考える。カルマン症候群に特有のゴナドトロピン療法はなく，低ゴナドトロピン性腺機能低下症に対する治療法に準じる。

2 嗅覚障害は治療できるか

著者は50例を超えるカルマン症候群の患者さんの治療にあたったが，カルマン症候群に確認される嗅覚障害はほとんどが完全欠損で，不完全欠損はほぼないといってよいと考えている。「刺激の強い匂いなら，少し分かる気がする」という患者さんは，著者が経験した50例のうち2例だけであった。患者さんは「匂い」を経験したことがないため「匂い」という概念を欠いている。「匂い」を知らないのである。嗅神経の復活を試みる治療を行っても「匂い」は理解できないままであった。ただ，「匂い」を知らないことで，日常生活に支障を来たすことは幸いにもほとんどないようである。煮物など料理が焦げた匂いや，煙の臭いも分からないので，匂いによって災害から身を守るという面は欠落しており，別の方法で注意を喚起する必要がある。

なお，味覚は嗅覚との共同作業と考えられているので，カルマン症候群の患者さんの味覚は正常と異なる可能性がある。そのためカルマン症候群の患者さんの職業選択として，嗅覚や味覚に頼る仕事である調理人などは勧められないかもしれない。未来の遺伝子治療，特にゲノム編集技術の進歩により，患者さんの嗅覚を復活させる道が開かれる可能性に期待している。

5 カルマン症候群の患者さんを診察する

1 カルマン症候群の患者さんはどこにいるのか

先天性のカルマン症候群の罹患率《りかんりつ》は，10万人あたり1.2～10名程度と報告されている。しかし患者さんは必ずしも，性腺機能低下症を主訴として自ら医療機関を受診するわけではない。患者さんが診察を受けるきっかけは，例えば血尿《けつにょう》があり泌尿器科を受診するとか，大腿骨頭《だいたいこっとう》すべり症《しょう》で整形外科を受診するなど，他疾患で医療機関を受診した際に医師に性腺発育不全を指摘され，内分泌専門医へ紹介される例が散見される。

p138参照 主治医のノート③

「性腺機能低下症で悩んでいても誰にも相談できず，どこに相談に行けばよいかもわからなかった」という患者さんの声を受け，著者は2007年にカルマン症候群の患者さんのコンサルトのため，ウェブサイト『カルマン症候群 ～患者さんと家族のためのコンサルティングルーム～』（http://kallmannsyndrome.jp/）を立ち上げ，患者さんや家族の相談に乗っている（図24）[62-63]。このウェブサイトにアクセスする人はカルマン症候群だけではなく，ＩＨＨや他の性腺機能低下症の患者さんや家族なども含まれ，10年間で800件を超える医療相談があり，その中から50例を超えるカルマン症候群と，20例を超えるＩＨＨを発見でき，当院で治療を行った。

2 診察時のコミュニケーションのコツ

著者は内科医であるため，糖尿病や高血圧症も多く診ている。糖尿病や高血圧症の患者さんが抱く不安を理解し，その解消に努めながら治療を進める。性腺機能低下症の患者さんの場合は，不安というよりも，長らく培われてきたコンプレックスや将来への失望があり，ことさら患者さんの心理に十分に配慮した対応が重要と考えている。そのため，カルマン症候群などの疑いのある患者さんは，当院を初診で受診する際，患者さん1人に1時間以上かけて診察するので，事前に診察予約を取ってもらっている。

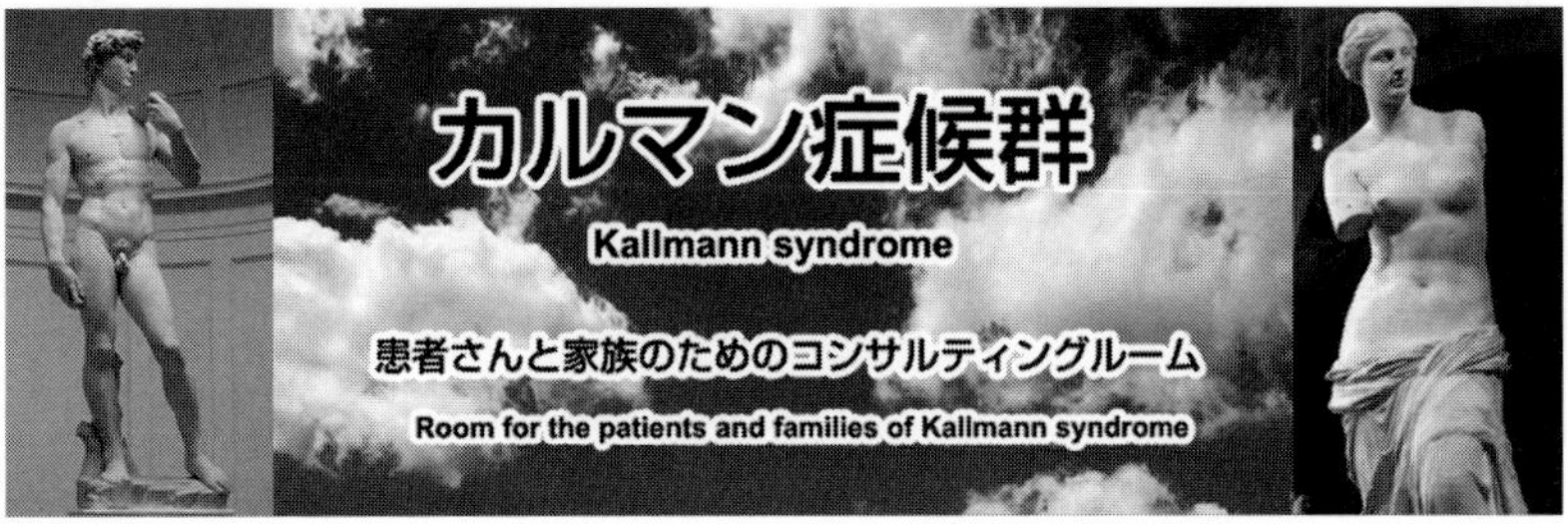

「カルマン症候群」のコンサルティングルームの役割とは

私は内分泌を専門としてこの40年近く診療を続けてきました。その中でも特に成長障害を専門として研究を続けてきたためカルマン症候群の患者さんを診る機会が多く、原因遺伝子の1つである*KAL-1*遺伝子の解析を私のグループが日本で初めて成功し、日本人のカルマン症候群の遺伝子異常の頻度を国際学会（第11回国際内分泌学会：シドニー）で報告しました。そのため、カルマン症候群と診断された患者さんや、自分がカルマン症候群ではないかとインターネットで調べて遠方から私のクリニックに相談に来られる患者さんが少なくありません。

そのような理由から現在私のクリニックでは50名を超えるカルマン症候群の患者さんの治療を担当しています。患者さんご自身がカルマン症候群であることを診断されるに至った経緯はさまざまで、思春期前の14～15歳までに診断される例や20歳を過ぎて、あるいは40歳代で私のクリニックに来て初めて診断がついた患者さんもおられます。

カルマン症候群と診断された場合それぞれの年齢に応じた不安や心の葛藤があります。また親御さんにとってもお子さんがどのように育つのかまた将来結婚して子どもができるのかなど不安がいっぱいです。しかしカルマン症候群を日本で私ほど多く経験している専門医は稀で、相談に適切に答えられる医師は少ないのではないかと思われ相談窓口を開設しました。

医療相談アドレス：iryousoudan-ok@hotmail.co.jp

図24　ウェブサイト『カルマン症候群 ～患者さんと家族のための
コンサルティングルーム～』（http://kallmannsyndrome.jp/）

性腺の発育不全に関する相談であることから，患者さんは診察室に入るなり医師の顔を見て「この先生は信頼できる人なのか」と不安な表情をする。その一瞬の表情を読みとり，医師の対応次第で患者さんの信頼が得られるかである。患者さんに不安な様子があれば焦らず，腹部エコー検査のついでに性腺を診察する。また，今までの辛かった思いや，保護者や家族に内緒で受診したのか，異性などとの恋愛経験など，一見雑談に似た会話から，患者さんの心の深奥にあるコンプレックスや不安を聞く。そして「診察や検査によって男子性腺機能低下症であることが分かれば，原因に応じた治療が可能です。」とあらかじめ説明して，検査に希望を持つことで積極的に協力してくれるように本人の理解を得る。他院で治療を受けて，セカンドオピニオンとして当院へ相談に来た患者さんは「こんなに詳しく話を聞いてもらって，納得のいく説明をしてもらったのは初めてです。安心しました。」と涙を流すこともある。医師はゴナドトロピン療法など治療を行うだけではなく，患者さんが抱いているコンプレックスから解き放ち，自信をもって生きていけるよう心のサポートが肝心と考えている。遠方から当院へ受診される方も少なくないため，初診の1日で診断し，さらに難病の申請にも配慮してデータを揃えることにしており，遺伝子解析は専門施設に依頼している。

3 告知のコツ

(1) 疾患の説明

カルマン症候群の告知（疾患説明・原因説明・治療法の説明）の際に，著者が心掛けている患者さんとのコミュニケーションのコツを紹介する[64]。

性腺機能低下症の説明として医学書に記載される「脳の中央に位置する視床下部というホルモン分泌調節センターに異常があって，下垂体から精巣を刺激するホルモンであるLHやFSHが分泌されないため，精巣からテストステロンという男性ホルモンが分泌されず，思春期年齢になっても二次性徴が完成できなかったのです。」と患者さんに説明することは正しい情報であるものの，患者さんの心情を考慮すると，やや説明が不十分なようである。なぜなら，患者さんは「自分は睾丸《こうがん》や陰茎に異常があるから，外性器が小さく，発育しない」と信じて生きてきたため，たとえ治療によって陰茎が大きくなったとしても「病気の根源は性腺にある」という思いを払拭できないようである。

そこで著者は，次のようにひと工夫している。「カルマン症候群は脳の視床下部に原因があります。あなたの陰茎や精巣といった性腺に異常はなく，本来は正常に発育するはずの性腺をもって生まれてきたのです。しかし脳の視床下部からのホルモン分泌がよくないために，脳の下垂体にスイッチが入らず，その結果，正常であるはずの精巣に刺激が送られなかったのです。ですからホルモン治療により，性腺は正常あるいは正常近くにまで発育させることができます。安心してください。」と説明する。性腺には異常がないことを説明すると，患者さんは一瞬にして明るい表情に変わる[65]。その表情の変化を目の当たりするのは著者にとっても嬉しいことで，ムンテラ（Mundtherapie）の大切さを感じる瞬間である。心理面において，ホルモン補充療法に勝るとも劣らぬ効果を発揮することがある。

（2）原因の説明

遺伝子の異常によって性腺機能低下症や嗅覚異常などのカルマン症候群が起ることに焦点を当てて患者さんに伝えると，原因の矛先が両親に向く恐れがある。そこで筆者は，遺伝子異常に関する情報を補足し「1人の人間には，何億とあるゲノムというDNAによる遺伝情報があります。誰でもある程度の異常を伴っており，まったく正常な人はいません。偶然，1つか2つの塩基《えんき》に異常があったことで，カルマン症候群という病気が起こったのです。遺伝子が変異する部位はさまざまで，ときに現代の医療では治療がない病気を引き起こすこともあります。カルマン症候群は，治療によって効果が期待できる病気ですから，希望を持って一緒に治療に取り組みましょう。」と説明している。

遺伝子解析により遺伝子に異常が証明された患者さんには，解析結果の変異部《へんいぶ》の図を渡し「この検査結果は一生大事にとっておいてください。あなたにお子さんが生まれたとき，臍帯血《さいたいけつ》を用いて親と同じ遺伝子異常を有するかをサンガー法で調べることによって早期に診断できます。カルマン症候群は，早く見つけることができたら，思春期年齢から計画的に治療を開始すると，同年齢の男性と同じように二次性徴を完成させ，身体的にも正常の発育を迎えることができます。」と説明している。著者が診ているカルマン症候群の患者さんのお子さんで，新生児期に遺伝子解析を行って父親と同じ遺伝子異常が発見され，カルマン症候群の二世として追跡しているケースが6例ある。子どものミクロペニスにはテストステロン治療を行い[66]，その後は思春期年齢まで追跡し，同年代の男子と同じ年ごろからゴナドトロピン療法を開始できるよう備えている。早期診断と理想的な治療計画にのせることができた例である。遺伝子解析は，本人の診断と病態の解明だけでなく，二世である子どもの生涯を見据えた治療計画にも寄与できる。

遺伝子解析で遺伝子異常がみられなかった患者さんに対しては，お子さんを授かったときは新生児期にミクロペニスの有無を医師に確認してもらうこと，子どもの嗅覚異常の有無をチェックし，そして思春期年齢で二次性徴発来のチェックを定期的に受けるよう指導している。

（3）治療法の説明

ゴナドトロピン療法について，hCG製剤とrhFSH製剤の2種類の注射の効果と続ける意義を説明することで，二次性徴を完成させ，子どもを持てる可能性についても説明する。将来に希望を持つことは，患者さんのアドヒアランスを向上させる。そして著者が経験した実例として，20歳代後半まで無治療であったが治療によって3人の子どもを得た患者さんや，40歳代で治療を開始して40歳代半ばで2人の子どもを得た患者さんの話を紹介する。治療の効果を強調しすぎないよう，慎重に表現に配慮しながら紹介している。

p140参照 患者さんの思い②
p142参照 患者さんの思い③
p143参照 患者さんの思い④
p146参照 患者さんの思い⑤

Column 患者さんと歩む

主治医のノート⑤

整形外科を受診し 性腺発育不全が発見された患者さん

大腿骨頭すべり症で整形外科を受診し，性腺発育不全を担当医が気づき，内分泌内科へ紹介された20歳代の患者さんである（図25）。大腿骨頭すべり症は，大腿骨骨頭の骨端が正常な位置からズレる病気で，骨の成長過程にある思春期年齢の男子に発生しやすい。骨端軟骨は成長とともにテストステロンから変換されたエストラジオール（E_2）の働きで骨化が進み，骨端線が閉じ，身長の伸びが止まる仕組みである。しかし性腺機能低下症では骨端線の閉鎖に遅れがあるため，体重の増加による荷重負荷により，特に大腿骨頭部の骨端線でズレが起こり，大腿骨頭すべり症を呈するケースがある。

この患者さんは血液検査で低ゴナドトロピン性性腺機能低下症が明らかとなり，LH-RH 負荷試験で視床下部性性腺機能低下症であることが分かった。嗅覚検査を行うと，完全な嗅覚欠損を有することから，カルマン症候群と診断した。

しかし，これはカルマン症候群に必要な症候を揃えただけである。「症候群」という診断は，症候を同じくするひとつのグループに入るということであり，病因から症候の病態を説明できていないため，正確には確定診断ではない。遺伝子解析を受け，カルマン症候群の候補遺伝子に異常が明らかとなると，例えば「*ANOS1*（*KAL1*）遺伝子異常によるカルマン症候群」と診断できる。

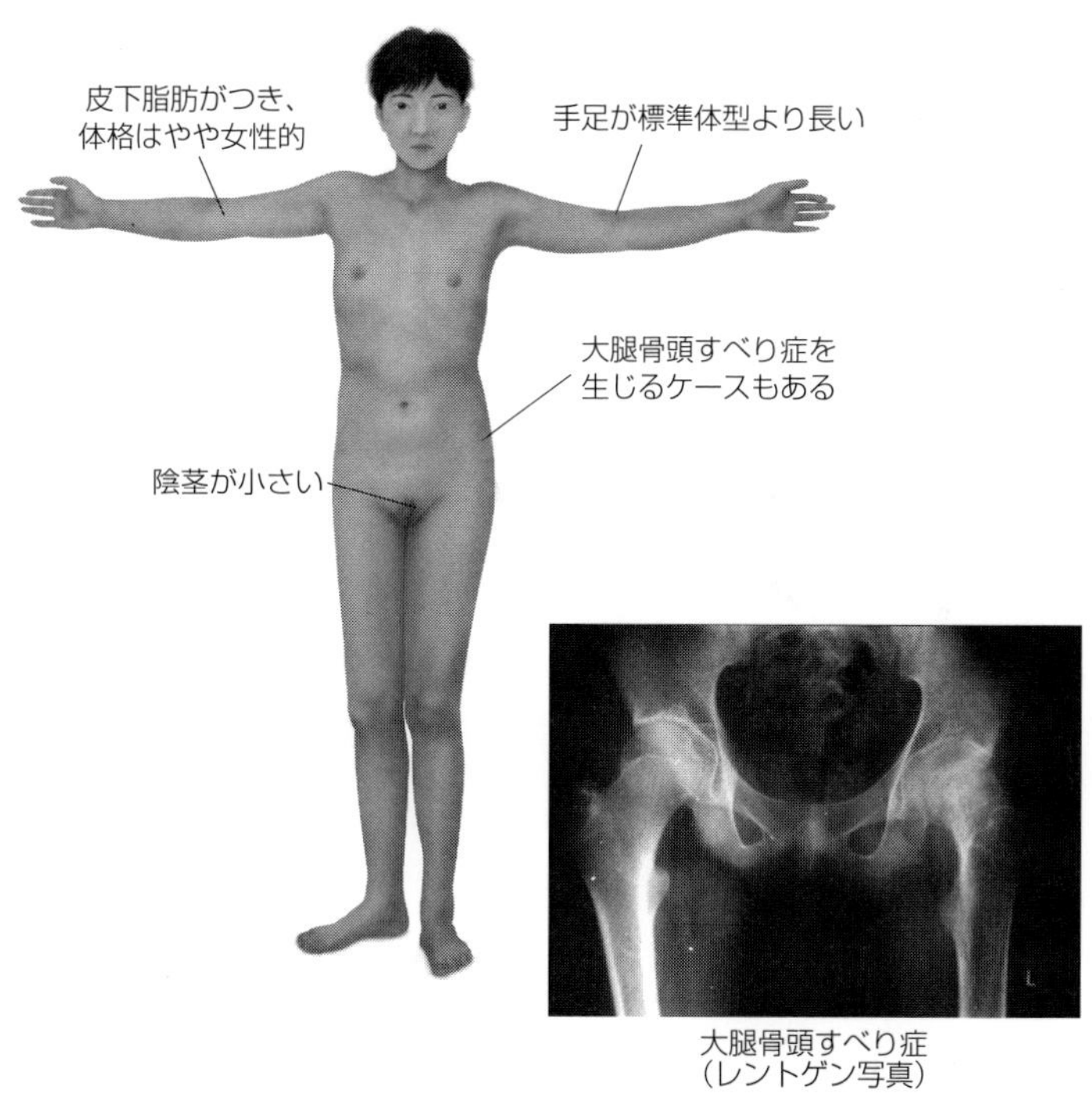

図 25 青年期のカルマン症候群（外見のイメージ）

（著者作成）

患者さんの思い❷

40歳代で結婚し2人の子どもを授かった，カルマン症候群の患者さん

私は約35年前，高校2年生のときに停留精巣の手術を受けました。それからホルモン注射をしましたがヒゲ，腋毛など，成人男性らしい変化はありませんでした。私は小学生の頃からみんなよりおちんちんが小さく，周りの友達にからかわれてコンプレックスになり，大人になってもトイレに入ることも大浴場に行くことも非常に嫌でした。体力もなく持久力がありませんでした。いくつもの病院を受診し，治療しては諦めることを繰り返していました。注射による治療を10年ほどやめていたとき，ある都内の病院で「カルマン症候群」と診断されました。鼻からのスプレーと注射による治療を受けましたが，それでも変化はありませんでした。その他にもいろいろな病院に行きましたが，治療効果は十分には得られませんでした。

しばらく月日が経ち，交際していた女性に病気のことをすべて話したうえで，結婚しました。そのとき私は40歳でした。妻の気持ちは，正直なところ複雑だったと思います。結婚して，カルマン症候群に詳しい病院はないかと探し始め，ウェブサイトで検索し

て先生に出会いました。

病院を受診して先生と話し，カルマン症候群であっても治療によって子どもを授かるかもしれないという希望が持てました。それから3年間，先生の指示を守りhCG製剤とrhFSH製剤を注射しました。血液検査も基準値に達し，関東の大学病院を紹介していただきました。そこで精液検査を受けましたが，精子はいませんでした。次に，睾丸を切開し精子を採取する手術をしました。「睾丸を切開してみなければ，精子があるか分からない」といわれましたが，悩む理由はありませんでした。手術が終わり，医師から「精子はありましたよ」と聞いたとき，ホッとして涙が出てきました。

先生に出会っていなければ，子どもを2人も授かることはできなかったと思います。カルマン症候群は，治療法のある病気です。だからこそ，思春期が来る前に治療しなくてはならないと思います。そうすれば，心ない言葉に傷つくことはないし，持たなくてよいコンプレックスもなかったでしょう。病気が見つかっていない1人でも多くの人に気づき救われていただきたいです。

患者さんの思い❸

20歳代後半まで無治療であった，カルマン症候群の患者さん

おかげさまで子どもたちも成人し，今年孫ができる予定です。先生に出会うことができ，治療していただいたおかげで，先生には誠に感謝しております。治療していなければ，今の私の人生はなかったでしょう。先生は私ども患者のことを親身になって思ってくださり，ときには私の悩みを聞いてくださり，子どもができたときは本当に喜んでくださり，ありがとうございました。

今もなお，誰にも相談できず悩んでいる患者さんや家族が多くいると思います。そんな方が1日も早く治療を受け，希望を持って幸福な人生を送れるよう，今後も先生のご活躍をお祈りします。

患者さんの思い④

精神科でうつ病として治療を続けていた男性

私は30歳より先生にお世話になり，かつての辛かった症状が大幅に改善しました。ここまで来るのに10年以上の紆余曲折がありました。症状を自覚したのは，親元を離れ大学に入った頃でした。なんだか元気がない，疲れやすい，人が怖い，性欲が弱いといった症状がありました。知らない人とペアを組むのが怖く授業をサボったり，体力と気力が続かず部活動を3ヵ月で辞めてしまいました。無気力やうつといえば精神科だと思い込んで，悩みながら必死の思いで精神科を受診しました。精神科の薬を飲むことで，以前より活動できるようになりましたが，根本的な解決には至らず，何か違うとずっと思っていました。性欲は回復しませんでした。薬を飲んでいなければ恐怖が襲ってくるので，人前で仮面を被っているような気分でした。恋人もできず，自分は何をしているのだろう，なんとか早く男性として正常で元気になりたいとずっと思っていました。どうにか大学を卒業しましたが，ついた仕事では高い行動力・体力・コミュニケーション能力が要求され，私は使いものにならず壁に当たりました。

友人と銭湯に行ったとき「体の毛がなさすぎだし白すぎる」と友人に言われました。遺伝だと思っていましたが，その言葉が気になって母親に打ち明けたところ「通っている病院の医師にホルモンのことを聞いてみる」と母親が言ってくれました。そこで専門の権威の先生がいると聞いてきてくれたのが，今診てもらっている岡本先生に出会えたきっかけです。初診で男性ホルモンの値を測っていただいたところ，70歳代の男性と同じくらいと教えていただきました。それでは大学生活でも社会人としてもうまくいかないわけです。原因が分かったことで，人に比べ精神的に弱い人間というわけではなかったと分かり，少し気持ちが楽になりました。ゴナドドロピン療法の治療を続ける中で，だんだん自信が出てきて，性欲もでてきたことで，男性として正常で元気になっていくのを感じました。そして少しずつ自分に自信が持てるようになって婚活をスタートさせました。コミュニケーション能力や体力が上がったこともあり，自分の病気を理解してくれる妻と出会い結婚できました。最初はデートさえ，自分はしっかり振舞えているのかと余計なことを考え不安でしたが，一緒に過ごす中で，好きな人と共にいる喜びを知ることができました。月日が経ち，今年妻が子どもを身ごもりました。母も岡本先生も心から喜んでくださいました。ここまで来られたのは，支えてくれた家族や友人，そして私に未来をくださった先生のおかげだと思っています。本当にありがとうございます。

患者さんの思い⑤

男子性腺機能低下症患者さんのお母さんから寄せられたメッセージ～家族の立場から～

息子は生まれた頃から陰茎が小さく，高校に入る頃から心が壊れ始めました。学校も休みがちになり，クラブにも行けなくなり，部屋にこもり，口数も減りました。生きて帰ってくるかと不安を抱かえながら学校に送り出す日々を過ごしました。

そんなときに先生に巡りあうことができ，治療により本人が一番気にしていた陰茎も健康な男の子と同じように大きくなり，身体つきも変化し，そして先生のカウンセリングにより心も元気になっていきました。

これから先もいろいろあるかと思いますが，治療でうまくいくと思え，安心できるようになりました。先生にお会いすることができて，本当に良かったと思います。

Essay

男らしさ（masculinity）のトリガー

出産時の下垂体茎断裂が原因で性腺機能低下症を引き起こした患者さんは，ほぼ全員が正常の男性と同じような「男らしさ」（masculinity）を有している。著者が治療を行った6例の下垂体茎断裂の患者さんは，適齢期に結婚し多くは挙児を得ている。一方，著者が治療にあたったカルマン症候群の患者さんは，なぜか結婚率が低い。そのことから筆者は「男らしさ」（masculinity）は，胎生期と新生児期のテストステロンシャワーが脳に影響する可能性があると考え，カルマン症候群と下垂体断裂の例を比較して，第8回 国際小児内分泌学会（2009年，8th Joint Meeting of LWPES/ESPW in New York）で発表し，多くの医師に興味を持っていただいた。

著者が最近担当した症例において，出生時に陰茎が著しく小さいミクロペニスの男児があり，血液検査で新生児期のテストステロン上昇がみられないことから

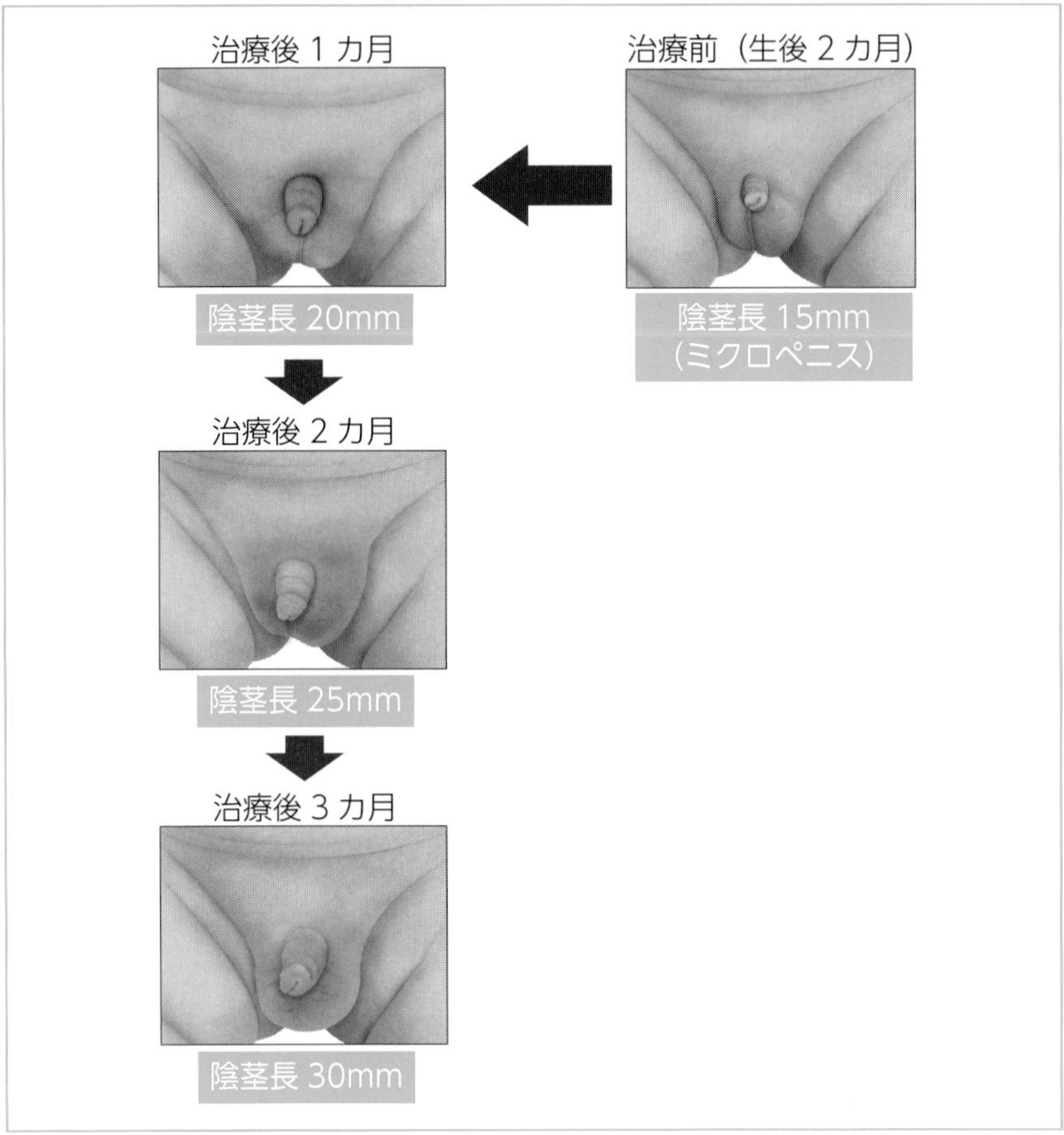

図 26　新生児期にミクロペニスを呈したカルマン症候群に対し，短期間のテストステロン治療を行った際の性腺の経過

テストステロンを投与することで，陰茎と陰嚢の大きさが成育し徐々に大きくなる。

（著者作成）

Essay●男らしさ（masculinity）のトリガー

カルマン症候群を疑い，遺伝子解析を行ったところ*KAL1*遺伝子に変異を認めたため，カルマン症候群と診断した。この症例は，ミクロペニスに対してテストステロン治療を短期間行った（図26）。この症例は継続的に観察を続け，思春期にゴナドトロピン治療を開始する前の「男らしさ」（masculinity）を調べたいと考えている。

将来は，羊水診断で遺伝子解析により胎児がカルマン症候群であると判明すれば，mini-puberty を模倣して新生児期にテストステロン治療を行うことも可能な時代が来ると考えている。遺伝子解析の進歩により，胎生期と新生児期の mini-puberty を代償する治療のための診断に役立つ可能性があるとの著者の考えから研究を続けている。

Essay

性腺機能低下症と嗅覚欠損の関係性をフェロモンから読み解く

カルマン症候群は性腺機能低下症と嗅覚欠損などを併せ持つ疾患である。嗅覚と性腺がいったいどのような関係にあるのか，不思議に思うのは当然である。匂いと性腺刺激といえば，昆虫や動物で知られる「性フェロモン」が思い浮かぶ。生物の進化の過程で，多くの子孫を残す種の保存のため，広い自然環境の中で同種の交合の対象であることをフェロモンの受容体でいち早くキャッチして近づき，刺激を受け興奮することによって相手を獲得し子孫を残すという機能を有している。視野に入らない場所にいる異性の存在を，空気中を漂う匂いによって広範囲から情報を授受できる。性フェロモンは多くは雌性《しせい》の性腺近くから放出され，それを同種の雄性《ゆうせい》が「匂い」としてキャッチし，その情報を性腺刺激ホルモンの分泌というルートで性行動を発動させるという，巧妙な情報伝達システムである。

その原始的な情報伝達システムは，遺伝情報としてヒトにも連綿と受け継がれてきたはずである。われわれ人間にとっても，嗅覚に存在するフェロモン受容体はどのように働いているのか興味深い。私たちがフェロモンに頼るのではなく容姿の美しさや美声などに惹かれる理由は，人間社会が狭い居住空間で常に顔を合わせ声を聞くことができるようになって，フェロモンに頼る必要がなくなったからではないかと著者は考えている。嗅覚欠損がみられるカルマン症候群は，著者の考えである「進化の過程で後になって獲得し付与された機能は，また一方変異を起こし機能異常を起こしやすい」という，進化と機能異常の関係を想像させてくれる疾患でもある。

ヒトの男性はフェロモンを頼りに女性に近づくことはないが，女性が使う香水の香りに酔うことはある。それに近い香りこそ，女性が発するフェロモンに近いものかと想像している。

Chapter 6 脳腫瘍術後の性腺機能低下症

1 脳腫瘍術後のホルモン補充療法

患者さんは脳腫瘍のサバイバーである。幼少期に発症する脳腫瘍（頭蓋咽頭腫《ずがいいんとうしゅ》や胚芽腫《はいがしゅ》など）は組織学的に良性から悪性まで大きなバリエーションがあり，患者さんは命を助けるために腫瘍を摘出し，完治を願って種々の治療を受けている。幸い手術や化学療法，放射線療法で脳腫瘍が寛解《かんかい》し，その後に下垂体機能低下症，尿崩症，性腺機能低下症などを伴う場合があり，病態に応じ，生命の維持に必要なハイドロコーチゾンや甲状腺ホルモン，成長ホルモンの補充などを続ける。普段の生活を維持するうえで，ホルモン補充療法の巧拙によって，患者さんのＱＯＬ(quality of life) は大きく異なる。

そこで，脳腫瘍の手術を受けた成長期の子どもに対するホルモン補充療法について，著者は冊子『脳腫瘍術後の下垂体機能低下症の治療』を作成した（図27）。脳腫瘍の術後に，下垂体機能低下症や性腺機能低下症の治療を受けている患者さんや家族のために，希望があれば無償で提供している。この冊子は非常に好評で，第Ｖ版まで増版を繰り返している。

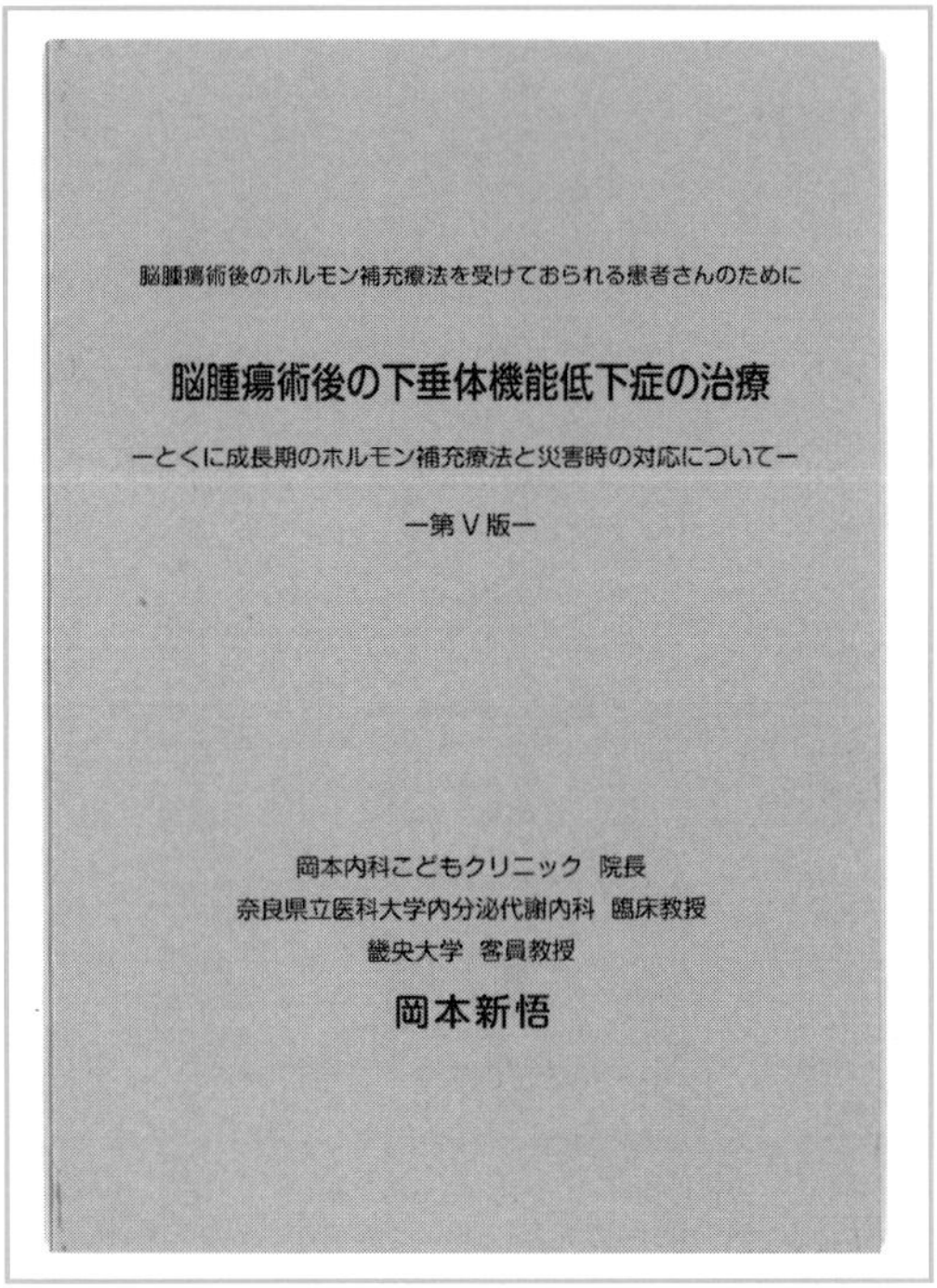

脳腫瘍術後のホルモン補充療法を受けておられる患者さんのために

脳腫瘍術後の下垂体機能低下症の治療

ーとくに成長期のホルモン補充療法と災害時の対応についてー

ー第Ⅴ版ー

岡本内科こどもクリニック　院長
奈良県立医科大学内分泌代謝内科　臨床教授
畿央大学　客員教授

岡本新悟

図 27　脳腫瘍術後のホルモン補充療法のガイドブック

脳腫瘍術後の下垂体機能低下症と性腺機能低下症の治療を受けている患者さんや家族の希望があれば，無償で提供している。

（著者作成）

2 脳腫瘍術後の男子に対する性腺治療のコツ

脳腫瘍術後の男子の性腺治療に焦点を当て「いつから，どのように性腺治療を行うか」について，冊子『脳腫瘍術後の下垂体機能低下症の治療』から一部を抜粋して紹介する（脳腫瘍術後の性腺以外のホルモン補充療法は適切に行われているものと仮定し，本書では割愛する）。

まず患者さんの性腺の発育状態を精巣容量と外性器から評価し，ＬＨやＦＳＨおよびテストステロンの値から性腺機能低下を伴っているかを判断する。性腺機能低下症がある場合は，骨年齢を測定して，最終身長を予測しながら，少量のゴナドトロピン療法を開始する。骨年齢を急に進めることによって低身長にならないように，特に思春期年齢では骨年齢を定期的に測定しながら治療を進めることが重要である。成長に伴うゴナドトロピン療法の進め方は，低ゴナドトロピン性性腺機能低下症に対する治療法と同様である。

脳腫瘍術後の下垂体機能低下症の患者さんに特徴的な傾向は「ゴナドトロピン療法に反応性が高いこと」である。すなわち少量のhCG製剤で血中テストステロン値を維持できるのである。例えば，カルマン症候群の患者さんでは成人の血中テストステロン値を維持するために週2回5,000単位のhCG製剤が必要なところ，脳腫瘍術後の下垂体機能低下症の患者さんは週1回1,000～3,000単位で血中テストステロンの必要な濃度を維持できる。

先天性のカルマン症候群やIHHと大きく異なることは，患者さんは脳腫瘍が発生するまで視床下部―下垂体―性腺系は正常であったはずで，胎生期と生後すぐのテストステロンシャワーを受けていることである。患者さんは思春期を迎える準備はできていたが，腫瘍あるいは手術や放射線照射によって下垂体機能低下を来たし，その結果，性腺の発育が進まなくなったわけである。胎生期早期のテストステロン上昇と，生後すぐのテストステロンシャワーがその後の性腺機能維持に大きな働きをしていることを示唆すると考える。

脳腫瘍術後の患者さんにとって，そのホルモンの補充療法が最適かを評価することは難しい。最善の治療法をどのように選択するかについては，検査データだけではなく，その患者さんのＳＷＢ（sense of well being）とＱＯＬが治療の評価として大切な指標である。

Chapter 7 クラインフェルター症候群

1 クラインフェルター症候群

1 染色体異常によりクラインフェルター症候群が発現するメカニズム

クラインフェルター症候群は，高ゴナドトロピン性性腺機能低下症の代表的疾患である。性別は性染色体によって決まり、XY型は男性、XX型は女性になる。クラインフェルター症候群は過剰なX染色体（2つ以上）とY染色体を有する，染色体の数的異常（バリアント）に起因する先天性の疾患である。クラインフェルター症候群の染色体の多くは「47,XXY」で，他に「48,XXYY」あるいは「それらと46,XYとのモザイク」もみられるが稀である。染色体の数的過剰が多くなるほど知的障害や外表奇形《がいひょうきけい》を伴うことになり，その理由は遺伝子量効果《いでんしりょうこうか》（gene dosage effect）で説明されている。

遺伝性疾患を「遺伝子そのものの異常によって引き起こされる疾患」と定義するなら，クラインフェルター症候群はその範疇には入れることができない。なぜなら性染色体の不分離（non-disjunction）の原因は，遺伝子の異常では捉えられず，偶然のトラブルとしてしか理解できないからである。高齢出産で性染色体の不分離の頻度が高くなることはよく知られている。母体の高齢化により，卵母《らんぼ》細胞形成から排卵までの分裂停止期間（複糸期：diplotene stage）が長いことで，環境曝露による変異発生の可能性が高くなることが原因であろうと考えられている。父親の年齢が高齢化するほどクラインフェルター症候群の発生頻度が増加するという報告もある。染色体異常が発現するメカニズムは，「47,XXY」では**図28**

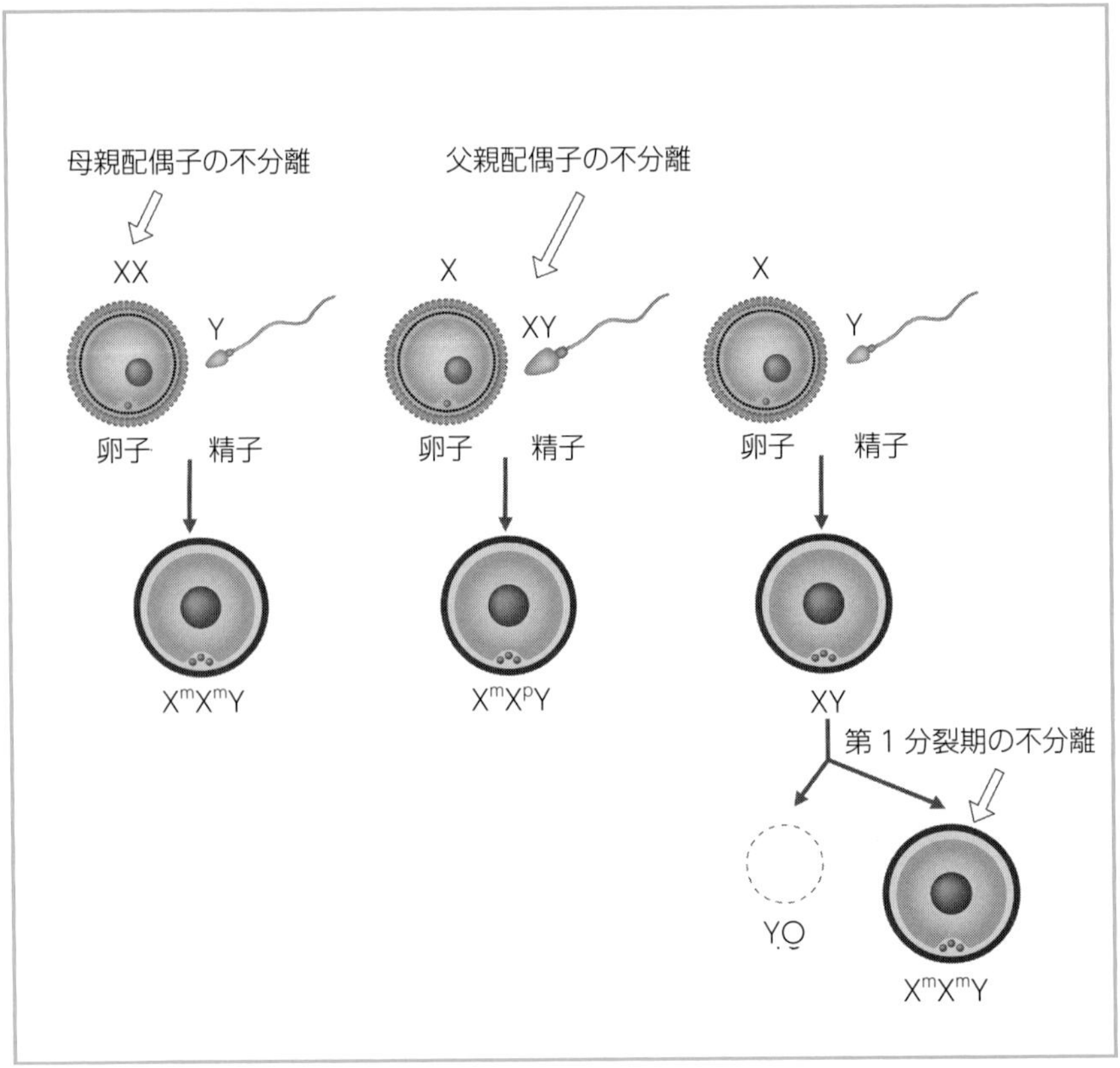

図 28　クラインフェルター症候群の染色体異常（47,XXY）の発現機序

X^m：母親由来の X，X^p：父親由来の X

（著者作成）

の3系統が考えられている。「母側の染色体不分離によるXX卵に父側のY精子が結合」「父側の染色体不分離でできたXY精子と母側のX卵とが結合」「46XYとして受精した卵の第1分裂以降で47,XXYと45,Yに分離することによる発生」である。いずれも性細胞レベルでの性染色体の不分離が原因である。

クラインフェルター症候群の発生率は，出生男児500～1,000人あたり1人の確率と考えられているが，多くは発見されず無治療である。男性不妊でクラインフェルター症候群が発見される例が多い。他疾患の治療中に，偶然に発見される例もある。最近では，妊娠初期の羊水検査で胎生期に発見される例がある。

2 発見例が著しく少ない理由

著者はかつて女性に起こる染色体異常であるターナー症候群を累計で80例近く治療していた頃，クラインフェルター症候群は累計で数例しか治療していなかった。ターナー症候群は出生女子1,000～3,000人あたり1人の発生頻度であるが，クラインフェルター症候群は出生男子500～1,000人に1人と，ターナー症候群の2～3倍の罹患率である。例えば，人口5万人の自治体では少なくとも25人程度のクラインフェルター症候群の患者さんがいるはずだが，臨床ではクラインフェルター症候群の治療例が著しく少ないことに疑問をもって，クラインフェルター症候群の発見が困難である理由について，第23回 日本遺伝カウンセリング学会のリフレッシュセミナー（2001年，東京）で報告した。

ターナー症候群は低身長と原発性《げんぱつせい》無月経《むげっけい》が主徴で，初潮がないほとんどの例は医療機関を訪れ，診断と治療を受ける。しかしクラインフェルター症候群は，正常男性と同じようにある程度は二次性徴が進むため，本人が性腺機能低下症に気づかない，あるいは異常に気づいても陰茎や陰嚢の発育が悪いことで自ら医療機関を受診することは少ない。健康診断などで男子の性発育をチェックするシステムもなく，診断の契機が乏しいのである。

クラインフェルター症候群の発見例の多くは挙児を希望した例で，産婦人科でパートナーと一緒に検査を受け，遺伝子検査の結果が47,XXYで不妊の原因が男性にあり，クラインフェルター症候群と診断される。さらに残念なことに，産婦人科でクラインフェルター症候群と診断されても，治療のために内分泌専門医や泌尿器科医に紹介されず無治療となる例が少なくない。

3 当院で治療した31例のクラインフェルター症候群

発見されていないクラインフェルター症候群の患者さんを治療に結びつける方法はないか，あるいは思春期年齢前に発見して，正常の性発育を模倣するように治療できないかと模索してきた。クラインフェルター症候群は思春期年齢にある程度の二次性徴が進むため，本書のChapter 3で紹介した「WHAMES《ウェイムス》法」や「岡本式 精巣自己触診票」を用いても，発見が難しい。アメリカのウェブサイト『Klinefelter and Associate』(https://www.ksa-uk.net) では，トップクラスの大学教授がそれぞれの専門性を生かして，クラインフェルター症候群の患者さんや家族の質問に丁寧なコメントを送っている。その日本版として，著者は

２００1年に，クラインフェルター症候群の患者さんとその家族のコンサルトのためのウェブサイト『Klinefelter Syndrome and Family Japan』を立ち上げ，1,000件近い相談に乗った（現在は閉鎖）。ウェブサイト『Klinefelter Syndrome and Family Japan』への相談をきっかけに，当院を受診してクラインフェルター症候群と診断された28例について検討したところ，診断時の年齢は31～40歳が25％，21～30歳が21％，胎生期が18％であった。症例数は28例なので統計学的な結論を出すことはできないが，羊水診断による発見例が比較的多い理由は，著者がウェブサイトで相談に乗っているためと推定している。診断の契機となった症状は，性腺機能低下が33％，男性不妊が26％，羊水診断が18％であった（図29－A・B）。

いかなる疾患においても早期診断と早期治療は医療の基本である。しかし，わが国ではクラインフェルター症候群の早期診断に対する取り組みは皆無といってよく，内分泌内科で治療している患者さんは偶然発見された数少ない例である。

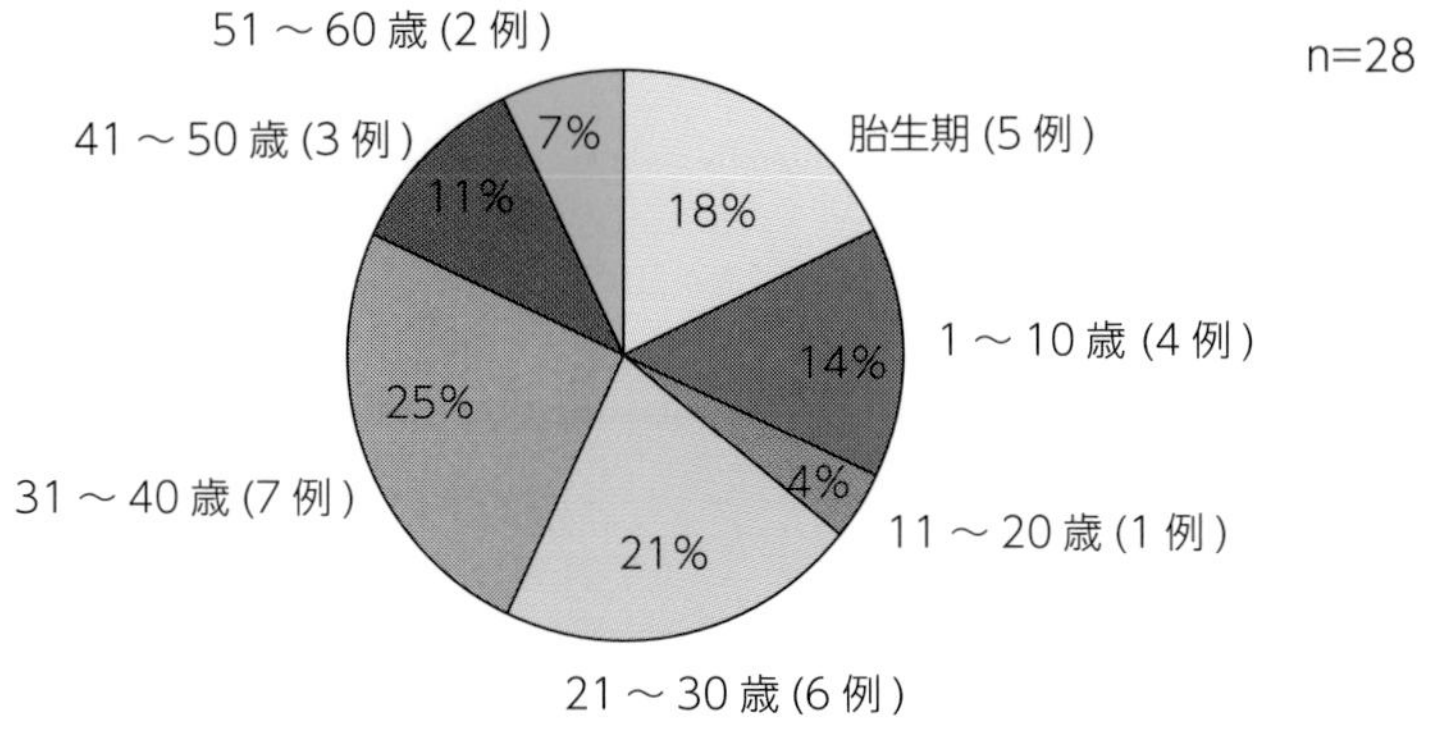

図 29-A 当院の症例でクラインフェルター症候群の診断時の年齢

（著者作成）

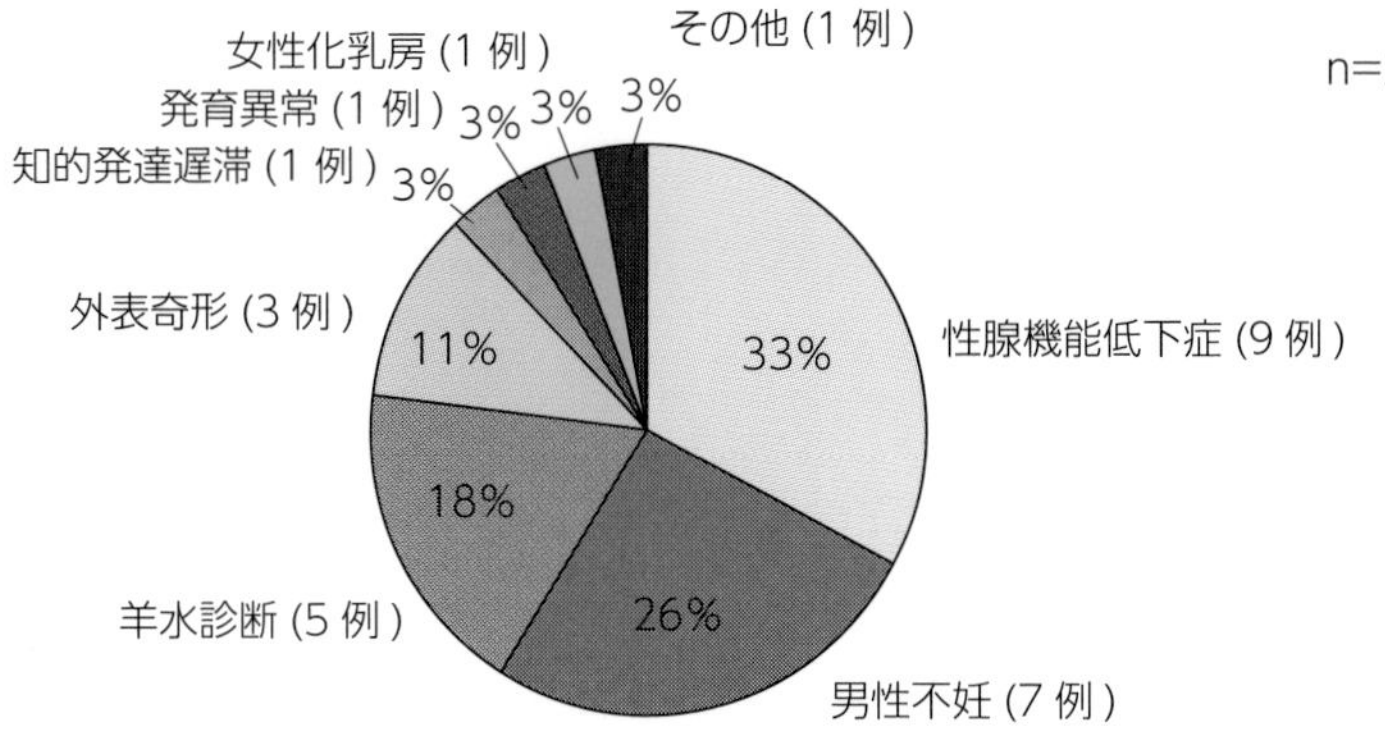

図 29-B 当院の症例でクラインフェルター症候群の診断の契機となった症状

（著者作成）

3 クラインフェルター症候群の年齢に応じた臨床像

著者は「羊水診断で診断された新生児期から幼少期」「学童期から思春期」「男性不妊などで発見された成人期」そして高齢のクラインフェルター症候群まで，すべての年齢のクラインフェルター症候群の患者さんの治療を経験した。クラインフェルター症候群の患者さんの年齢に応じた臨床像を紹介する。

1 新生児期から幼少期

羊水診断で発見された例では，出生時に特に異常がみられることはなく，正常の男子として出生する。著者は出生前に羊水診断でクラインフェルター症候群と診断された6例を新生児期から追跡しているが，触診では陰茎，精巣，陰嚢は特に異常があるとはいえない。性腺の発育は，新生児期の mini-puberty と称されるテストステロンシャワーを受けた正常の外性器で，陰嚢，精巣，陰茎に異常はみられない。胎生期と生後すぐに起こる血中テストステロンのピークへの影響は不明である。

幼児期に発達を詳細に観察すると，同年齢の健常の男子に比べていくぶん筋力が弱く，運動能力がいくぶん劣る傾向があるが，染色体異常との関係は不明である。知的発達は正常レベルか，少し劣る傾向にある。言語発達をみると言語性IQが劣る例があり，自身の考えを相手に上手に伝えることが困難な例があるが，成長とともに改善がみられる。学業成績は平均レベルであるが，数学的思考や立体図形の描写や絵画は苦手のようである[67][68]。

2 学童期から思春期

学校での友達関係で稀にいじめにあう例があるが，自己表現の拙さによる可能性がある。二次性徴は，同年齢の男子に比べていくぶん遅れながらも，発来してくる。性発育を外性器のTanner《タンナー》分類（Tanner stage）で比較するなら，ステージⅡで止まってしまう例からステージⅣ程度まで進む例などさまざまである。しかし精巣容量は10 mLを超える例はなく，血中テストステロン値も300ng/dLを超えることは稀で，その後，年齢とともに血中テストステロン値は低下の一途をたどる。そのため骨端線の閉鎖が遅れ，四肢長の長い高身長（類宦官様体型《るいかんがんようたいけい》）を呈する。筋力は弱く，懸垂ができない例が多く，短距離走は遅い。思春期年齢に二次性徴の初来に伴って女性化乳房が現れ（図30），クラインフェルター症候群と診断されるきっかけとなる例がある。女性化乳房が顕著な例では乳房切除術を行うことがある。思春期年齢から治療を始めた例では，筋力は正常に維持でき，知的には健常な男性に劣ることはない。

3 成人期

正常男子では，思春期年齢以降の血中テストステロン値は500～800ng/dL

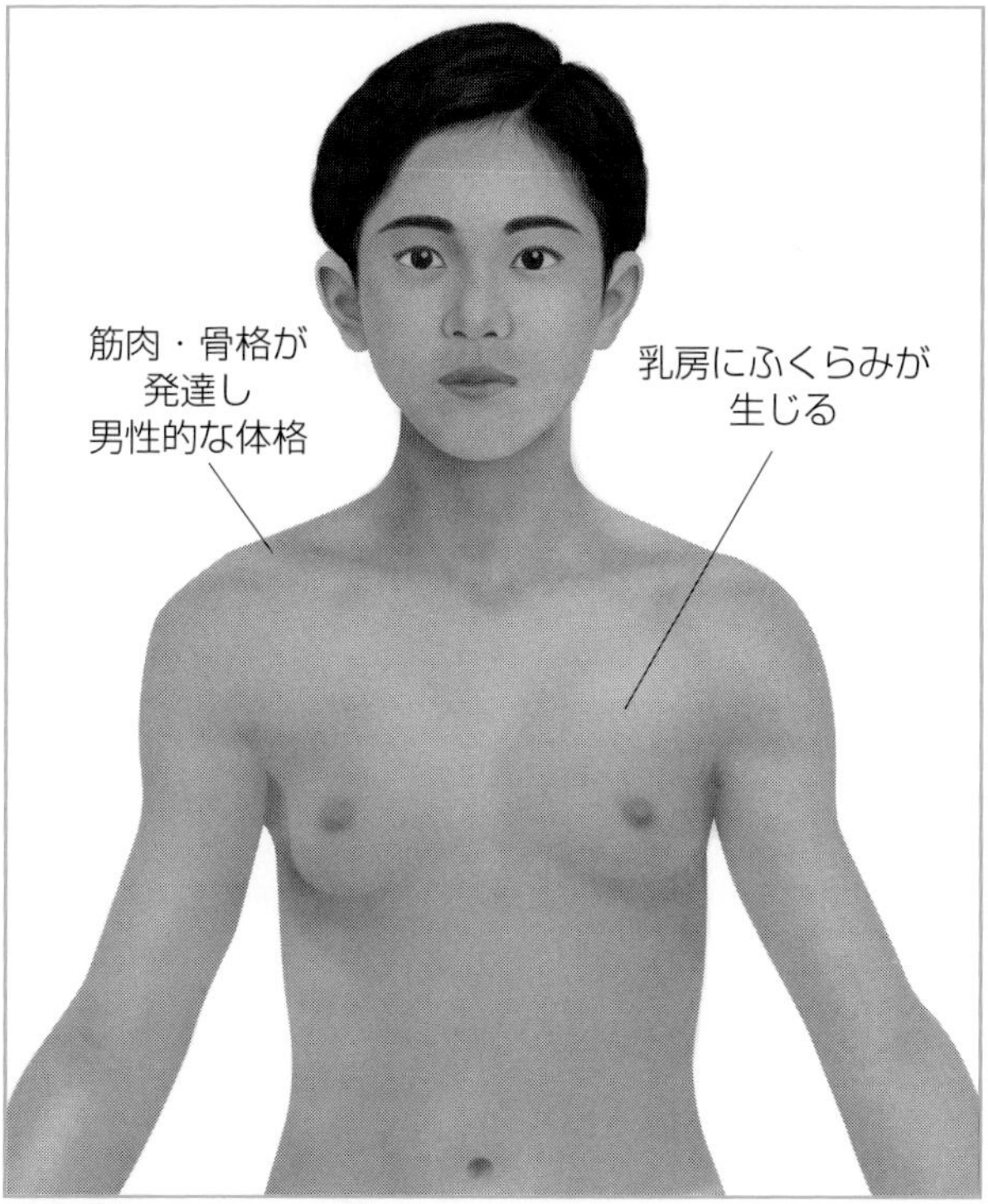

図30 青年期のクラインフェルター症候群にみられる女性化乳房（イメージ）

（著者作成）

を維持し，50歳頃からゆっくり低下していくものの，高齢者でも300ng/dL前後を推移している。ところが，無治療のクラインフェルター症候群の男子の場合は，思春期年齢を過ぎた頃から血中テストステロン値が急速に低下し，思春期前レベルの50～300ng/dL程度を推移する。同時にLHやFSHが上昇し，高ゴナドトロピン性性腺機能低下症に特有のホルモン分泌のパターンを示すようになる。血中テストステロン値が低下し始めた頃はまだ精子形成が保たれているが，血中テストステロン値の低下とともに造精能が低下していく。クラインフェルター症候群においてX染色体の過剰によって引き起こされる問題は，性腺機能低下症と染色体異常そのものによる症状に分けられる。X染色体の過剰が精巣に起因する性腺機能低下症を引き起こす原因は，精巣組織のアポトーシスとして捉えられているが，機序は不明である。精巣生検で精細管とセルトリ細胞の萎縮《いしゅく》と線維化《せんいか》がみられる。

陰毛やヒゲは薄く，皮下脂肪は女性様となり，成人期に女性化乳房が現れる例がある。テストステロンは性腺の発育と維持に働くだけでなく，身体に多様な働きをしているホルモンで，タンパク同化作用，骨形成作用，造血作用，脂質代謝と糖代謝，さらには脳の機能にも大きな影響を及ぼしている。そのため，血中テストステロン値の低下による筋力低下は明らかで，全例に認められる。また骨端線の閉鎖が遅れることから，背は高くなる。代謝に対しては，脂質代謝異常《ししつたいしゃいじょう》や耐糖能《たいとうのう》異常《いじょう》を伴う例では，メタボリック症候群の診断基準に該当する例が少なくない。さらにテストステロンは，脳に作用して闘争心をあおる働きをするため，テストステロンの不足により，うつ状態やさまざまな心因反応《しんいんはんのう》を呈し，周囲との協調性に欠く行動がみられる例もある。知的には正常であるが，情緒不安定で些細なことで激高する例がある。成人期に外見上で特に異常を指摘されることはなく，本人に自覚症状はない。結婚後に男性不妊によりクラインフェルター症候群が発見されると，本人にとってはまさに晴天の霹靂で，一時期に精神的に大きな混乱に陥る。糖・脂質代謝については，メタボリック症候群と2型糖尿病の頻度が高いとされている。橋本病や全身性エリテマトーデス（systemic lupus erythematosus：SLE）といった自己免疫疾患の合併も正常男性に比べて頻度が高く，X染色体過剰の影響と考えられている[68][69]。

3 クラインフェルター症候群の治療

1 羊水診断で発見された例

羊水診断でクラインフェルター症候群と診断がついた場合，出生前診断であることから，妊婦とその配偶者に対する遺伝カウンセリングは担当医にとって大きな責任を負う。クラインフェルター症候群を引き起こす染色体異常そのものに対する治療は不可能であるため，のちに起こってくる精巣性性腺機能低下症，すなわちテストステロンの低下に対する治療と無精子症による男性不妊が治療の対象となる。

幼少期から管理を続けているクラインフェルター症候群の患者さんは，小児期は染色体異常について理解できないため，本人の理解度を考慮しながら，医療機関を受診する理由から少しずつ説明を始める。クラインフェルター症候群は言語性IQの発達遅滞を伴う例が多いとされており，また運動能力やバランス感覚に問題のある例がみられることから，幼少期から言語能力や運動能を支援する特別なサポートシステムがあれば望ましいと考えている。

思春期年齢から血中テストステロンとLHとFSHを定期的に測定し，血中テストステロンがピークを迎えて低下してくる時期で，同時にLHやFSHが急峻に上昇する時期をいわゆるクラインフェルター症候群の性腺機能低下症の始まりととらえ，少量のテストステロン製剤を開始する。クラインフェルター症候群は，精巣機能低下による原発性性腺機能低下症であり，ゴナドトロピンは高値（高ゴナドトロピン性性腺機能低下症）であるため，ゴナドトロピン療法の適応ではなくテストステロン治療となる。例えば，図31に示した自験例を見ると，15歳頃に血中テストステロン値がピークを迎え，急速に低下に向かうと同時にLHが正常上限を超えて上昇している。この時期を性腺機能低下症の発現時期ととらえる。テストステロンの値がピークを迎える頃は精子はまだ温存されており，できることなら20歳前後の年齢で本人の了解を得て精巣内の精子を採取し，凍結保存しておくことも家族と本人に伝えておきたい点である。そのためにはクラインフェル

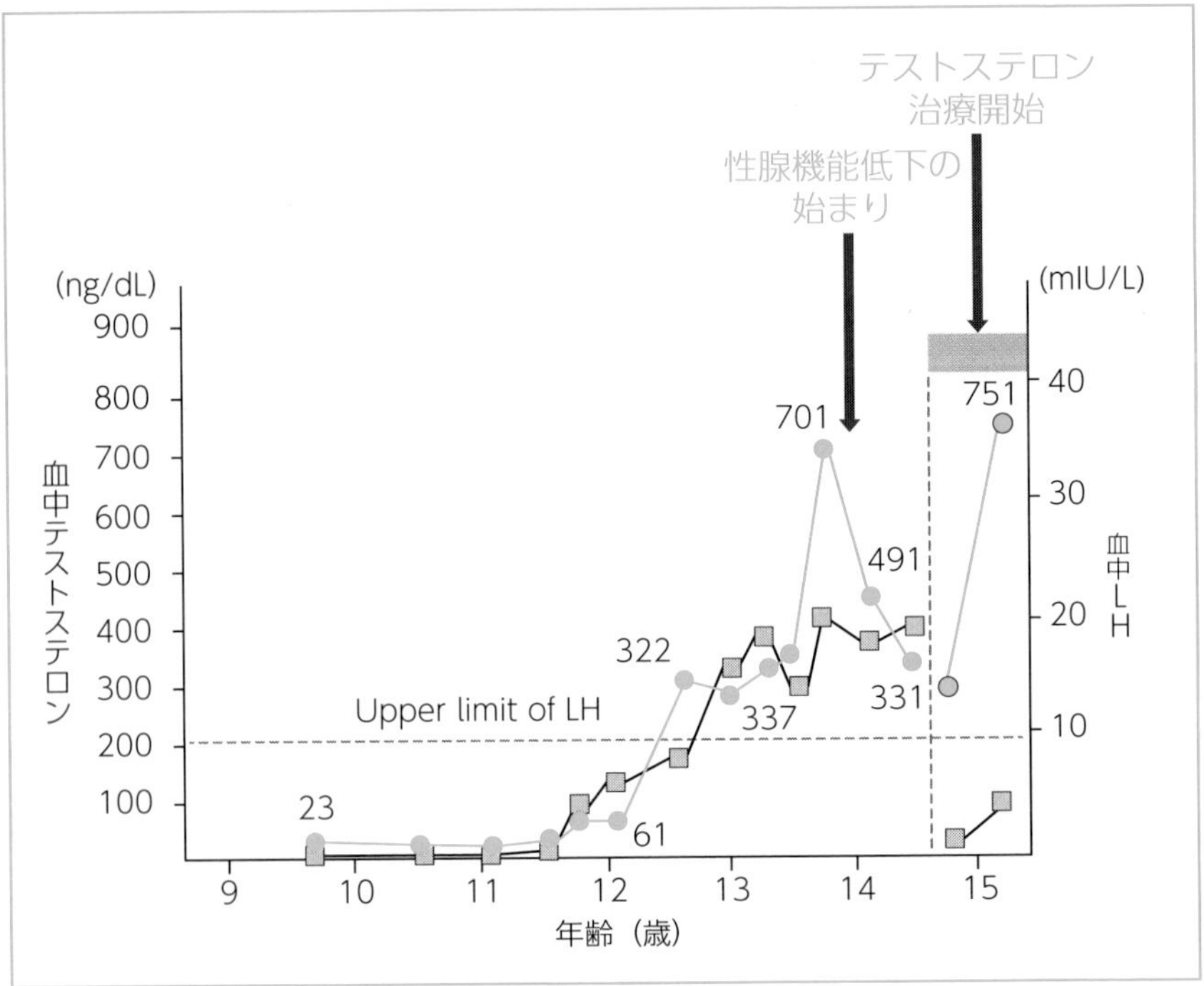

図 31　クラインフェルター症候群の思春期年齢における血中 LH とテストステロン値の推移

●—● 血中テストステロン

■—■ 血中 LH

（著者作成）

ター症候群をどのように本人に告知するかという大きな問題が横たわっている。

思春期年齢の多感な時期に，性腺機能低下症や無精子症さらには男性不妊の説明などは行ってはならないことである。著者が羊水診断で幼児期から診ている患者さんや，学校検診で女性化乳房から発見された患者さんには，まず保護者へ告知し，本人には血中テストステロンの値を示しながら「放っておくとテストステロンの値が低下してくるので，足りないテストステロンを補充しましょう。」と説明して同意を得て，思春期前から治療を開始しつつも，本人の精神的な成熟や理解度をうかがいながら告知のチャンスを待った。思春期年齢からテストステロン治療を開始すると，女性化乳房は現れなかった。

羊水診断などで出生時に診断された場合，出生後から生涯を視野に入れた治療計画が可能となる。著者自身も6例の羊水診断例を追跡しながら，ご両親は早期に診断がついたことを好意的に受けとめている様子である（表3）。

表3 羊水検査で診断されたクラインフェルター症候群の５例

No.	現在の年齢	染色体型	奇形など	知的能力
1	15歳3ヵ月	47,XXY	なし	問題なし
2	7歳11ヵ月	47,XXY	なし	問題なし
3	5歳7ヵ月	47,XXY	なし	問題なし
4	5歳3ヵ月	47,XXY	なし	問題なし
5	3歳2ヵ月	47,XXY	なし	問題なし

患者さんの思い❻ p184参照
患者さんの思い❼ p186参照
患者さんの思い❽ p189参照

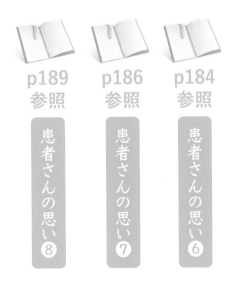

3 男性不妊で発見された例や，挙児を希望する例

男性不妊で発見された例や性腺発育不全を自覚して受診した例で，挙児を希望している場合は，顕微受精《けんびじゅせい》の可能性について説明し，生殖医療専門医を紹介する。テストステロン治療を過剰に行うことによってゴナドトロピン分泌を抑制することから，精子数を減らす可能性があるため，補充するならＬＨやＦＳＨを抑制しない程度の少量（正常の上限を少し上回るレベル）と著者は考えている。

4 成人以降のテストステロン治療のありかた

不妊治療の対象ではない成人のクラインフェルター症候群に対しては，テストステロン補充療法を生涯継続する。現在テストステロン製剤にはエナント酸テストステロン125 mgと250 mgのデポー型注射製剤がある。患者さんの年齢や治療前の精巣機能からどの程度の量が適量であるかについて，はっきりした指針は示され

ていない。ホルモン補充療法の基本から考えると，同年齢の正常血中テストステロンレベルを模倣するように投与量を調整するのが妥当である。しかしデポー型のテストステロン製剤125 mgでは筋注後の血中濃度が2～3日でピークを迎え，その後2週間で前値にまで低下する。正常の血中テストステロン値は大きな日差変動はなく，年齢ごとにほぼ一定のレベルを推移している。デポー型製剤で正常の血中テストステロンレベルを模倣することはできず，血中濃度の大きな変動によって，求めていないさまざまな作用（adverse effect）を呈する。注射の数日後は高い血中濃度に応じて強い性欲が現れ，本人が混乱することがある。一方，注射後10日以降，血中濃度が急速に低下する時期に，強い全身の倦怠感や気分的にうつ状態になる例，あるいは上半身のほてりと発汗を訴える例が少なくない。これは血中テストステロンの低下に伴ってゴナドトロピンが反転上昇することによるもので，女性の更年期にみられるhot flashに酷似している。血中テストステロン値の低下によるうつ症状で仕事が手につかず，定期的に休みをとっていた例も経験している。現在行われているテストステロン補充療法は，血中濃度が一定しないという問題を抱えている。

5 著者のテストステロン治療の実際

できるかぎり正常の血中テストステロンレベルを模倣することを理想と考え，著者は注射と注射の中間での血中テストステロン濃度が，患者さんの年齢における平均血中濃度に近づくように注射量を調整している。血中テストステロン濃度が過剰になれば，ニキビ，多血症，頭髪中心部の脱毛症を伴う。また，注射後に血中テストステロン濃度がピークを迎えた後に急激に低下するという，非生理的な血中濃度の変動を改善するための臨床上の工夫として，エナント酸テストステロン125 mgを5分割して3日ごとに注射する方法で患者さんの自覚症状を追跡している。この方法によって血中テストステロン値はある一定レベルを推移し，うつ状態やhot flashが消失し良好なSWB（sence of well being）を維持できる。今後，安定した血中濃度を維持できる製剤，例えば少量で頻回の自己注射療法やテストステロンのパッチ製剤の開発が望まれる。

成人期以降は，正常男性の年齢ごとの血中テストステロン濃度を参考に，注射と注射の中間値をその年齢の平均値にセットするのがよいと考える。例えば，80歳の男性の場合，正常の血中テストステロン値は200～300ng/dL のレベルにあるので，その数値を目標にエナント酸テストステロンを25 mgに減量し2週間に1回で注射を続ける。

4 告知のコツ

染色体異常を患者さんにどのように告知し，サポートしていけばよいのか，著者自身も暗中模索である。クラインフェルター症候群の告知は，①なぜ染色体に異常が起こったか，②染色体の異常でこれからどのようなことが起こるか，③子どもをつくれるか，④子どもにクラインフェルター症候群が遺伝する可能性はあるか，という4点を意識し，心情をくみ取りながら患者さんが納得いくまで説明することが大切と考えている[70][71]。

（1）なぜ染色体に異常が起こったか

男性不妊により産婦人科で診断されている場合や，他疾患での染色体検査により偶然に診断された場合，患者さんはすでに「クラインフェルター症候群」という診断名の告知を受けている。まず前医でどのような説明を受け，本人がどう理解しているかを聞き，もし認識に誤りがあれば訂正する。染色体異常を「遺伝」と混同して，両親に原因があるととらえている患者さんもいた。染色体の不分離は，遺伝とは無関係な偶然のトラブルであり，両親に問題はない。著者はクラインフェルター症候群の患者さんに「染色体の異常は精子と卵子が受精するときの偶然のトラブルで，事故のようなものです。両親に問題があったわけではありません。染色体の不分離の原因は不明で，それを治療する方法は今はありません。

ヒトは染色体か遺伝子のどこかに1つか2つ異常をもっているはずで，医師からみて特殊な異常ではありません。染色体に異常があっても，正常と同じ生活ができるように治療しましょう。」と説明している。

(2) 染色体の異常でこれからどのようなことが起こるか

クラインフェルター症候群において進行する症状は，精巣機能の低下に伴う性腺機能低下症と無精子症である。他に新たな症状は起こりえない。そのことを十分に理解してもらって性腺治療の必要性を説明する。無精子症で発見された成人例は，テストステロン治療が必要である。無治療で経過するとメタボリック症候群を伴い，動脈硬化が進行し，筋力低下や骨粗鬆症などが進行する。

(3) 子どもをつくれるか

思春期年齢以前に発見され早期に治療介入したとしても，精巣組織のアポトーシスを免れることはできないが，思春期年齢~20歳代前半に精子を採取して精子凍結することが選択肢となる。成人年齢で，無精子症で発見された場合は，精巣生検で精子を採取して顕微授精を行うことができる。

(4) 子どもにクラインフェルター症候群が遺伝する可能性はあるか

患者さん本人の精子がXY精子であれば，卵子のXとで47,XXYになる可能性はあるが，顕微受精でのデータでは報告が確認できない。患者さんから「子どもに遺伝するか」という質問があった場合に触れるに留め「偶発的な確率によるので，ゼロとはいえないが，過剰に心配することはない」と説明してよいと考えている。

Column 患者さんと歩む

患者さんの思い⑥

羊水診断でクラインフェルター症候群と発見された患者さん ～お母さんからの手紙～

【著者よりお母さんに宛てた手紙】

本日お子さんを拝見しました。10ヵ月の赤ちゃんとして元気で問題のないお子さんです。ひとつお伝えしたかったことは，産婦人科の先生に出産前に厳しい将来を告知されたにもかかわらず，ご両親お二人で決心してお産みになったことです。感動しました。治療によって健常なお子さんと同様に成長されますから安心してください。お母さまが「この子は産んでくれたことを喜ぶでしょうか。」と言われましたが，ご両親のもとに生を受けたからこそ命があるのだと思います。出生前の経緯を知ればきっと「お父さん，お母さん産んでくれてありがとう。」と言われるでしょう。お子さんが成人を迎えられるまで，私もお子さんの経過を観察し医学的サポートを行います。ご家族の幸せをお祈りします。

Column●患者さんと歩む

【お母さんから著者への返事】

リハビリ療育と保育園と多忙な毎日ですが，ニコニコと笑顔で「ママ好きー」と言ってくれる息子が愛おしいです。あのとき産んでよかった。心からそう思います。将来的にいろいろなことがあると思われる息子ですが，最大限サポートしてあげたいです。

患者さんの思い❼

羊水診断でクラインフェルター症候群と発見され，追跡中に低ゴナドトロピン性性腺機能低下症の合併も発見された患者さん
～お母さんからの手紙～

私が先生に出会ったのは，息子がまだ私のおなかの中にいるときでした。私たち夫婦は高齢出産ということもあり，二人で話し合い出生前診断の検査を受けることにしました。結果はおなかの子どもが「クラインフェルター症候群」であると診断されました。クラインフェルター症候群とはどのような病気か分からず心配しましたが，先生には具体的な例を紹介しながら説明していただき，安心して出産しました。その後，1年に数回診察していただき，治療開始のタイミングをみていただきました。息子が10歳で二次性徴を迎える前に，先生が息子の睾丸の大きさの異常に気づかれ，すぐにホルモンの負荷試験をしてくださいました。

その結果，低ゴナドトロピン性性腺機能低下症も合併していることが分かりました。先生の話ではクラインフェルター症候群に低ゴナドトロピン性性腺機能低下症を合併することは著しく稀で，先生はもう一人同じ患者さんを治療されているということでし

た。まさかこのような稀な病気を２つも抱えて生まれてくるとは思いもよらず，どうしたらよいのか不安でしたが，先生が今後の治療計画を教えてくださり安心して見守ることができました。そしてすぐ低ゴナドトロピン性性腺機能低下症の治療であるゴナドトロピン療法を開始してくださいました。そのおかげで息子は年相応に二次性徴を迎えることができ，心と体も男の子らしく変化してきているようです。私も先生からいただいた「岡本式 精巣自己触診票」を使って，ことあるごとに息子の睾丸の大きさを確認しているのですが，治療するに伴って睾丸が大きくなるのが一目で分かりました。先生にお会いして診察してもらっていなければ，息子は今どんなふうになっていたか分かりません。

そして先生から，同じくクラインフェルター症候群のお子さんを持つお母さんたちを紹介していただきました。みなさんの話を聞いたり相談したり，とても気が楽になり心強く今でも交流を続けています。子どもたちも一緒に遊んだり仲良くしてもらい，これから先，大人になってもお互いのよき相談相手として，共に生きていってほしいと願っています。

そしてこれから息子と同じ疾患を持つお子さんやご両親にも，私たちが今まで経験してきたことや治療が役立てればとここに書かせていただきました。まだ治療の途中ではあるのですが，先生には私たちの経験をこれからの患者さんに生かしていただければと思います。特に私どもにとっては「今この子に何をすればよいのか，これから何をすればよいのか」心の準備ができたことは本当によかったと思います。羊水診断による早期発見とそれによる早期診断がいかに大切かを教えていただき，実感することができました。先生には心から感謝しています。

患者さんの思い⑧

羊水診断で発見された
クラインフェルター症候群の患者さん
〜お母さんの回想録〜

2022年6月で息子は19歳になります。なかなか子どもに恵まれず，やっと授かったのが息子でした。高齢なので，出生前診断を受けました。私はすべての染色体異常を知りたいと希望し，その結果，性染色体異常があることが分かりました。クラインフェルター症候群という初めて聞く病名をインターネットで検索をし，産むか産まないか本当に悩みました。発達障害はないだろうか，元気に生活できるのかなど考え，主人，両親，ドクターにも相談しました。おなかの中の子どもはすくすくと大きくなって，元気に私のおなかを蹴っているこの子をおろすことはできないと思い，これ以上悪いことは起きないであろうと信じて，産むことを決めました。インターネットでは，あまりよいことが書かれていなかったので，見ないでこの子を信じて育てていこうと決めました。今でもインターネット検索はしたことがありません。

息子を初めて抱いたとき，本当に元気によく生まれてきてくれたと，あのときの感動は，忘れることができません。まだ目は見えてないと思うのですが，しっかりと私が話すことを聞いて目が合い「あっ，この子なら大丈夫。」と思いました。

生まれてすぐは人見知りしないですが，息子は私以外の人に抱かれると泣いていました。買い物にも行けないなど大変でしたが，たくさん話しかけ，歌いかけ，ずっと抱くことも全然苦痛に思うことなく，一生懸命に子育てをしていたなあと思い出します。

発達障害のことを心配しながらも育てていき，言葉の出始めが遅かったのですが，2歳には話し，朝起きてから寝るまでずっとおしゃべりをするぐらいになりました。人が好きで，知らない人にも話しかける子でした。足腰も強く，歩き始めも1歳には歩き，歩いたり走ったりすることが好きでした。0歳から保育園に入園し，すぐに園生活に慣れ，喜んで通いました。食事面では野菜が大好きで，食は細かったです。排泄面は紙パンツから普通の綿パンツに2歳ごろには，履いていたと思います。いろんなことに興味を持つ子で，習い事をたくさんしました。1～2歳頃は運動を活発にしていましたが，握力の弱さや運動神経がよくないことに習い事を通して気づきました。記憶力がよく，興味のあることはすぐに覚えました。電車の名前，4 歳では，祖父が毎日唱える般若心経も言えました。4～5歳頃に保育園で興味のないことや，強制的にさせられることは，しないということを知りましたが，あまり気にせず育てました。小学校は「100人友だちをつくる」と張り切って入学したのですが，型にはまることが嫌で，みんな同じでないといけないこと，自由に描いた絵を否定されたことなど，息子には対応できなかったのだと思います。1年生の1学期は教室に入らずに過ごしていたようで，学校では発達障害があるのではないかと思う先生がおられました。そのたびに「クラインフェルター症候群だからか?」と悩むことがあり，よく岡本先生にご相談させていただきました。先生はいつも「こだわりは，みんなあるからそんなこと気にせず，よいところを探して，そこを伸ばしてあげるといいから。」と言ってくださり，どんなに救われたか分かりません。何度も伺い，岡本先生は，お忙しくても時間を作ってくださいました。

学校の先生の中にも，息子のよいところを見つけて，教えてくださる先生もいました。振り返ってみると，私が一番息子のことを障害があるのではないかと思っていたのではないかと思います。育てていて，不思議だなと思うことがあると「クラインフェルター症候群だから?」と思ったり，人からそう思われないように，学校に行くころから厳しく育ててきました。一生懸命に育ててきました。それが息子にとって窮屈で，私が息子のことを愛していないと思えたようで，とても反抗していました。息子とは本当にたくさんぶつかり合いました。そのたびに話し合ってきました。息子にクラインフェルター症候群のことを話すのは，岡本先生から説明していただけるということでしたが，息子と話すなかで，私から伝えてしまいました。治らない病気だととても落ち込み，自分自身の存在を否定するようになりました。気持ちが落ちついていったのは，留学したり，いろいろな経験から「できるんだ」という自分に自信が持てるようになったことだと思います。私は息子からたくさんのことを学びました。私のよいところは一生懸命なところと言ってくださった先輩の言葉を支えにずっと仕事をしてきた私に，息子は「一生懸命がよいことばかりではないこと，傷つけることもある」ということを教えてくれました。そして褒めて自信を持たせ息子を信じることの大切さ教えてくれました。

クラインフェルター症候群の子どもを育てている保護者のみなさん，ぶつかることもたくさんあると思いますが，私ができなかった，子供を信じて褒めるということをしてあげてください。息子は，4月から大学生になります。0歳のときから岡本先生に診ていただき治療を受けて，ホルモン投与をしてから走ることも速くなり，筋力も強くなり男の子らしくなりました。勉強は好きではありませんが，人が好きだということは変わらず，好きな英語を生かして支援の必要な子どもの手助けをする仕事を海外でしたいと夢見て頑張ろうとしています。私の自慢の息子です。

Column ● 患者さんと歩む

Chapter 8

加齢男性性腺機能低下症候群（ＬＯＨ症候群）

1 ＬＯＨ症候群

近年「男性更年期障害《だんせいこうねんきしょうがい》」という病名が一般の方にも浸透し，50歳代の男性が自ら男性更年期障害を疑って受診するようになってきた。女性の更年期障害は，卵巣機能の低下により，下垂体からのＬＨやＦＳＨが上昇し，特有のほてり（hot flash）と全身倦怠感，ときにうつ症状を伴う。症状の程度に個人差はあるが，すべての女性が卵巣機能低下《らんそうきのうていか》の時期を通過し，それに伴う症状を「更年期障害」

と称している。

男性の場合は，年齢に伴う精巣機能の低下があっても，すべての男性が等しく全身倦怠感やうつ状態を呈するわけではない。かつては，50歳以上の男性に全身倦怠感とうつ状態さらに性欲低下や勃起不全（erectile dysfunction：ED）を主徴とする性腺機能低下などの不定愁訴（それだけでは診断に至らない漠然とした症状）があり，血液検査で血中テストステロン値が年齢平均より低値であれば「男性更年期障害」と診断され，テストステロン治療の対象とされる時代があった。テストステロン治療を行うと，男性更年期障害でなくても元気になるため，治療による効果があったからといって，男性更年期障害とは言い難い。著者は，自ら男性更年期障害を疑って当院に来院した患者さんを診察したところ，実際には，成人成長ホルモン分泌不全症であった3例を経験した。この患者さんは成長ホルモン治療で見違えるように元気になり職場復帰を果たしている。50歳を過ぎた男性に全身倦怠感やうつのような症状があって，男性ホルモン値を測定して低値というだけで「男性更年期障害」と診断するのでは，他疾患を見落とす危険がある。

内分泌を専門とする著者にとって「男性更年期障害」という病名にはかねてから違和感があり，一般の方だけではなく，医師ですら誤解を招く恐れがあることから，安易に使うべきではないと考えていた。

それまで漠然と「男性更年期障害」と称されてきた疾患群に対し，近年になってより明確な診断基準を設けようとする動きがあり，男性の性腺機能低下症の疾患の1つとして「加齢男性性腺機能低下症候群」(late onset hypogonadism：LOH症候群)という疾患概念が確立された[72]。2007年に『加齢男性性腺機能低下症候群(LOH症候群)診療の手引き』(日本泌尿器科学会／日本Men's Health 医学会 編)が発行され，その後2022年に『男性の性腺機能低下症ガイドライン 2022』(日本内分泌学会／日本メンズヘルス医学会)が発行された。『男性の性腺機能低下症ガイドライン 2022』に示された「LOH症候群の症状および徴候」(図32)は自覚症状と他覚的な所見を併せており，「性腺機能関連症状」「精神・心理症状」「身体症状」の大きく3つに分けられる[73][74][75]。いずれもはっきり線引きできる症状ではなく，こうした徴候を総合的にとらえ，

図 32 LOH 症候群の症状および徴候

1）リビドー（性欲）と勃起能の質と頻度，
とりわけ夜間睡眠時勃起の減退

2）知的活動，認知力，見当識の低下および疲労感，
抑うつ，短気などに伴う気分変調

3）睡眠障害

4）筋容量と筋力低下による除脂肪体重の減少

5）内臓脂肪の増加

6）体毛と皮膚の変化

7）骨減少症と骨粗鬆症に伴う骨塩量の低下と
骨折のリスク増加

（日本内分泌学会／日本メンズヘルス医学会編：男性の性腺機能低下症ガイドライン 2022. p9. 2022 をもとに作表）

ＬＯＨ症候群の可能性がどの程度高いかという観点から診断に導く。

例えば，臨床において患者さんが訴える症状は「性欲低下と勃起障害」「全身倦怠感」「抑うつ状態」「発汗とほてり」「睡眠障害」「自信喪失感，不安感，イライラ」のような不定愁訴である。医師はこうした不定愁訴こそ診断のカギとみなして，頭をフル回転して鑑別にあたる。50歳代の男性がこうした症状を訴えているとして，内分泌の観点から，著者が鑑別《かんべつ》にあげる疾患は，例えば，①下垂体機能低下症，②下垂体腫瘍，③成人成長ホルモン分泌不全症，④プロラクチン産生腫瘍，⑤ＡＣＴＨ分泌不全症，⑥甲状腺機能低下症，⑦副腎機能低下症，⑧結核などの慢性感染症，⑨ＨＩＶ感染症，⑩血液疾患…と，すぐ思いつくだけでも10疾患があがる。これらを鑑別して除外し，血中テストステロンが低値なら「ＬＯＨ症候群」を疑ってよいであろうと考える。

ＬＯＨ症候群の診断にあたり，まず他疾患の鑑別診断が重要である。「ＬＯＨ症候群の診断のアルゴリズム」は，内分泌を専門とする著者にとっても納得できる診断フローである。著者は成人男性の血中テストステロンを測定する機会が多く，血中濃度が比較的低い男性でも元気にしていることから，自覚症状を頼りに診断基準となるテストステロン値を決めることは困難ではないかと考えている。ＬＯＨ症候群の診断のキーは血中テストステロン値であるが，逆に「血中テストステロン低値からＬＯＨ症候群の症状および徴候が説明できるか」というプロセスを踏むことが重要と考える。

2 ＬＯＨ症候群の診断

テストステロンは血液中では，sex hormone binding globulin（ＳＨＢＧ）結合型（35～75％），アルブミン結合型（25～65％），遊離型《ゆうりがた》［いわゆる遊離型テストステロン（free testosterone）］（1～2％）として存在する。これらを合わせて総テストステロンとされる。加齢男性におけるＬＯＨ症候群の診断基準は，総テストステロン，遊離テストステロン，生物学的活性テストステロンなど，何を測定し，評価すべきか，議論が残っている。

『男性の性腺機能低下症ガイドライン2022』では，総テストステロンで250ng/dL以下は低値とみなす。総テストステロンが基準値である250ng/dL以上でも，症状からLOH症候群が疑わしいと思われる例には補助診断として遊離テストステロンを測定し，LOH症候群が対象となり始める30～40歳代のmean−2SD値である7.5pg/mL未満を低値とする。米国泌尿器科学会（AUA）が定める基準では総テストステロンで300ng/dL以下をLOH症候群とみなし，テストステロン治療の適応と判断している。

著者はLOH症候群と診断しても，血中テストステロン低値の原因を考え，ホルモン治療に入る前に，下垂体性，視床下部，精巣について内分泌検査を含め精査を行っている。もしLHやFSHが低値であるならば，低ゴナドトロピン性性腺機能低下症として，さらに原因を探索しなければならない。見落としてはならないのは，下垂体−視床下部周辺の占拠性病変（今まで見つかっていなかったラトケ嚢胞《のうほう》も少なくない）や血管障害である。単にテストステロン補充療法だけではなく，下垂体機能低下症として他のホルモン補充療法が必要となる患者さんが隠れている可能性を忘れてはならない。

ＬＯＨ症候群の診断と治療効果の判定において，血中テストステロンの値だけでなく，男子性腺の視診と触診は重要である。泌尿器科医ではない著者にとって，外性器の視診は可能としても，精巣の触診は精巣容量を測定する以外は専門外であり，精巣から精巣上体，精管，精索を順次触診して所見をとるトレーニングは受けていない。前立腺の直腸内触診も含め，泌尿器科の医師による診断と精巣や前立腺の超音波検査も必要である。性機能の評価については，勃起機能検査も含め総合的な評価が必要で，泌尿器科と連携して診断と治療にあたることが望ましい。

3 LOH症候群の治療（男性ホルモン補充療法）

著者は『男性の性腺機能低下症ガイドライン 2022』を念頭に、40歳以上で総テストステロン値が 250ng/dL 以下であれば低値とみなし、その原因を検索し、加齢による低下以外に原因が明らかにできなければ，ＬＯＨ症候群として治療を行う。診断時は遊離テストステロン値も参考にするが，治療の評価では総テストステロンを参考にする。すなわち，その患者さんにテストステロン補充療法が適当な量を見極めるためには、注射と注射の中間の血中テストステロン値が年齢相当であることを目標としている。テストステロン補充療法の際，著者は患者さんの年齢に応じた健常人の平均血中ホルモン濃度の維持を目標に，投与量を調節する。例えば，50歳代の男性なら血中テストステロン値が 300 ~ 500ng/dL の範囲に入るように，エナント酸テストステロンの量を調整する。25 mg のエナント酸テストステロンを2週間に1回注射を始め，2～3ヵ月後に注射と注射の中間値の血中テストステロンを測定して，患者さんの年代の平均値の範囲に入ればその量で維持している。著者の治療例では，25～50 mgで2週間に1回の患者さんが多い。LOH症候群の治療では，この程度のテストステロンの補充で，自他覚的にも効果がある[76]。

LOH症候群の原因は，心因性のストレスやうつ病あるいは加齢による下垂体性のゴナドトロピン分泌不全が多く，一部の患者さんは心理的なストレスが解消されるとLOH症候群の症状も回復することがある。そのような例に少量のテストステロン治療を行うことは，よい循環を期待した治療として許される選択肢であろう。著者も少量のテストステロン治療で，LOH症候群が回復した例を経験している。このような治療の場合，結果的にゴナドトロピンを抑制するため中止が困難であり，全身状態が改善しどのような状態になった時に減量から中止にもっていくか，治療前から計画を立てておく必要がある。

ときに患者さんの年齢を加味せず，125 mgを2週間に1回や250 mgを3～4週間に1回の注射を続ける例が散見されるが，注射後の血中テストステロンの値を測定すれば過量であることが分かる。注射後2〜3日の血中テストステロンのピークが1,000ng/dLを超えることになり，前立腺がんの発生や多血症などの危険を加味しなければならない。

Essay

性別不合（かつての性同一性障害）

自分が生まれもった解剖学的性と，性の自己認識に不一致がある場合，かつてわが国では「性同一性障害」(gender identity disorder：GID）という疾患名で扱ってきた。性同一性障害は，国際保健機構（World Health Organization：WHO）の国際疾患分類（International Statistical Classification of Disease：ICD）で「精神疾患」に分類され，日本語訳である「性同一性障害」の末尾には「障害」という言葉がついていた。

著者が「性同一性障害」の患者さんの治療を始めた頃は，社会での認知度はまだ低く，著者自身も性同一性障害の方を「患者さん」(何らかの疾患を有する人)として扱った。「性同一性障害」の患者さんが当院に相談に来た場合，特別に時間をとって幼少期からの生活歴，特に自己の性にかかわるエピソードを詳細に聞き取り，カルテに記載する。例えばF to M(女性から男性へのトランスジェンダー)

の場合，幼少期に好んだ遊び，友だち，小学校での服装，女子学生服に対する拒絶感はあるか，女性用トイレを使うときに違和感はあるか，乳房が膨らんできたときや初潮を迎えたときの気持ち，同性である女性に恋心を抱いたことはあるか，からかわれて辛い思いで泣いたことなど。「性同一性障害」のウェブサイトやSNSで相談に乗ってもらったことや，インターネットで医療機関を紹介されて治療の道が開けたことなどを聞き取る。それから，内分泌学的に女性であることと，染色体が46,XXであることを医学的に証明し，患者さんを専門の精神科医に紹介して「性別違和であることの認定書」を発行してもらう。その認定書を受け取ってから，ホルモン治療を開始する，という診断のプロセスであった。考えてみれば，それは「精神障害の認定書」であり，彼らにとって屈辱的な認定であったに違いない。

著者は多くの方を診察し接するうちに「彼らは細やかな心配りができ，人を押しのけて我を通すようなことはない，礼儀正しく好ましい魅力的な青年であり，疾患という，正常とは異なる病的状態と扱えるものではない」と感じるようになった。著者が「性同一性障害という言葉を不愉快に感じませんか。」と質問すると、彼らはそろって「病気ではないわれわれを精神に異常があるような扱いで、不愉快です。」と答えていた。18年前に著者が初めて治療を担当した性別不合（当時は性同一性障害と診断）の患者さんの体験談を紹介する。

p210 参照
患者さんの思い⑨

それからしばらくして，2019年にWHOによるICDが改訂され，ICD－11では「第6章：精神・行動・精神発達の障害」（精神疾患）から外れて，「第18章：性の健康に関する状態」に区分され，名称はgender incongruence（GI）へと変わった。日本語訳は「性別不合」あるいは「性別違和」という仮名称で呼ばれることになった。名称が変わることで，社会から受け入れられやすくなることを期待している。疾患名の変更によって，著者自身も「患者さん」としてではなく「その人の本来の性にランディング（landing）する」ことを，医師という立場から助ける役割を担う，という意識で接したいと考えている。また，ＧＩの認定方法も大きく変更されていくと考える。

わが国ではＭ to Ｆ（男性から女性へのトランスジェンダー）よりＦ to Ｍ（女性から男性へのトランスジェンダー）が多いとされる。ＧＩのＦ to Ｍには，男性ホルモンであるエナント酸テストステロンで治療する。まず月経を止められる最小量で，男子性腺機能低下症に使う量の範囲内で適量を探る。ほとんどの例ではエナント酸テストステロン125 mgを2週間1回で月経が止まり，声が低くなりヒゲや体毛が濃くなってくる。もし本人が希望する場合は，乳房，子宮，卵巣の摘出を受ける。これは決して逆戻りできない治療であることは，本人も十分に理解して，決心している。

著者がこれまでに治療した患者さんは，Ｆ to Ｍは30人，Ｍ to Ｆは3人と，Ｆ to ＭがＭ to Ｆより10倍多い。なぜ例数に大きな差があるのか，性の分化と発育という面からも興味深い。母体の胎内において，ヒトの性腺原器は男女ともに女性型で発生し，男子はそこにSRYなどの遺伝子の働きと男性ホルモンの作用で男性外性器が完成して出生する。解剖学的性が女性として生まれてきた個体が，どうして自分は男性であると認知し，女性としての性徴を受け入れることに苦しむのであろうか。

患者さんを治療してみて，患者さんの性の自己認識は完全に男性であり，その中間，いわゆるグレーゾーンはない。近年，性の認知にかかわる遺伝子が明らかになったとも報告されているが，解明の道のりは遠く疑問も多い。著者も医師として長らく治療を続けているうちに，その患者さんがもともと男性であったかのような錯覚に陥り，いつしか男性として接するようになるのも不思議である。

Column 患者さんと歩む

患者さんの思い⑨

性別不合（F to M）の患者さんの回想録

私は性別不合で先生に治療していただいています。私は物心がついた4歳頃には，自分が男性だと認識していて，6歳のときに私には下の物がついていないので，皆と何か違うと感じていました。7歳の頃，テレビでカルーセル麻起さんを見て，自分もモロッコで手術をして，ペニスをつけてもらおうと心に誓いました。小学校５年生の保健体育の授業が始まるまでは「もしかしたら朝起きたときに生えているかもしれない」と思ったりしていましたが，授業で男女の体の違いを学び，私の中の秘密は誰にもバレてはいけないと思い，どうすればよいのか混乱しました。その頃から，自分の状態を知るために図書館に通い医学書などを読みあさりましたが，どの本にも書いていませんでした。10歳頃に，ジャッキー・チェンに憧れて筋トレを始め，30 歳まで毎日トレーニングしていました。小学校5年生頃から，こんな女性の体のままで生きていてもよいのか？と常に心の葛藤があり，自暴自棄になっていました。誰にも相談できず，中学生のときに生理がきて，止めようと思い断食をしたり，ゴツゴツした手になりたくて電信柱を6年間ほど殴って拳を鍛えたりしました。私の今までの人生の中で一番辛かったことは，生理がきたことです。初めて生理がきたとき「私に生理がきてしまった。私はもう終わりだ。」と絶望と屈辱感でいっぱいの生き地獄の始まりでした。死ぬよりも辛く，無理でした。一番嬉しかったことは，先生と出会い，ホルモン療法（男性ホルモンの注射）ができるようになり，生理がなくなったことです。

23歳のとき，テレビのニュースで「性同一性障害」という疾患名と治療開始が発表されたことを知り，少し希望の光が見えて自暴自棄から卒業し，血縁者の結婚の妨げになってはいけないと思い，29歳になってから精神科へ診断書をもらうため通院し，30歳のとき（18年前）県内でホルモン治療をしていただける病院を何ヵ月も探しましたが見つからず，無理かなと思いながら，かかりつけの整形外科の医師に治療を頼むと「専門外なので，専門の医師を探す協力をします。」と親身に話を聞いて下さり，1ヵ月後「岡本先生なら治療してくれるかもしれない。」と紹介状を書いていただき，岡本先生を訪ねました。

初診時に，また断られないようにと緊張しながら今までの経緯を説明しました。岡本先生も，GID の患者さんは初めて来たということで，検査をしながら様子をみて注射量を決めていきましょうと，治療していただけることになりました。初めて男性ホルモン注射を打っていただいたときは「やっとこれで体も男性の仲間入りができた」と感動や，今までの悔しかった出来事やいろいろなことが頭の中を駆け巡り，病院を出てから家に着くまで，注射を打てたことが嬉しくて感動しすぎて涙が止まりませんでした。初めて注射をしたとき，先生と看護師さんに，新しい命をいただいたような気がしました。押し殺していた心が解放されました。それから18年間，ホルモン治療をしています。

今は生理もなく，ヒゲも生えて，体つきも男性らしい体型になり，心静かに暮らせています。現在は，時代が進み，インターネットを見れば簡単に情報が得られるようになりました。社会での認知度も上がってきて，初めの頃は「それは何？」から「聞いたことがある。知っている。」に変化してきて，細かい説明をする必要がなくなり，若い方たちも治療しやすくなってきたような気がします。治療できることについて，感謝の気持ちでいっぱいです。

Column ● 患者さんと歩む

文　献

1) Christopher Ryan, Cacilda Jethá. Sex at Dawn. 山本規雄 訳：性の進化論．作品社，2014.

2) 長谷川寿一，長谷川眞理子．進化と人間行動．東京大学出版会，2000.

3) 長谷川眞理子．オスとメス＝性の不思議．講談社現代新書，1993.

4) Sekido R, Lovell-Badge R. Sex determination and SRY: down to a wink and a nudge? Trends Genet 25：19-29, 2009.

5) Veldhuis JD, King JC, Urvan RJ, et al. Operative characteristics of the male hypothalamo-pituitary-gonadal axis: pulsatile release of testosterone and follicle-stimulating hormone and their temporal coupling with luteinizing hormone. J Clin Endocrinol Metab 65：929-941, 1987.

6) Biason-Lauber A. Control of sex development. Best Pract Res Clin Endocrinol Metab 24：163-186, 2010.

7) Tapanainen J, Kellokumpu-Lehtinen P, Pellineimi L, Huhutaniemi I. Age-related changes in endogenous steroids of human fetal testis during early and midpregnancy. J Clin Endocrinol Metab 52：98-102, 1981.

8) Miller WL：Molecular biology of steroid hormone synthesis. Endocr Rev 9：295-318, 1988.

9) Payne AH, Hales DB. Overview of steroidogenic enzyme in the pathway from cholesterol to active steroid hormones. Endocr Rev 25：947-970, 2004.

10) Rey RA, Grinspon RP. Normal male sexual differentiation and aetiology of disorders of sex development. Best Pract Res Clin Endocrinol Metab 25：221-238, 2011.

11) Nielsen CT, Skakkebaek NE, Richardson DW, et al. Onset of the release of spermatozoa (spermarche) in boys in relation to age, testicular growth, pubic hair, and height. J Clin Endocrinol Metab 62：532-535, 1986.

12) Kauffman AS, Smith JT. Kisspeptin signaling in Reproductive Biology. Springer, 2013.

13) Skorupskaite K, George JT, Anderson RA. The kisspeptin-GnRH pathway in human reproductive health and disease. Hum Reprod Update 20：485-500, 2014.

14) Boyar RM, Rosenfeld RS, Kapen S, et al. Human puberty. Simultaneous augmented secretion of luteinizing hormone and testosterone during sleep. J Clin Invest 54：609-618, 1974.
15) Patton GC, Viner R. Pubertal transitions in health. Lancet 369：1130-1139, 2007.
16) Oakley AE, Clifton DK, Steiner RA. Kisspeptin signaling in the brain. Endocr Rev 30：713-743, 2009.
17) Horikoshi Y, Matsumoto H,Takatsu Y, et al. Dramatic elevation of plasma metastin concentrations in human pregnancy: metastin as a novel placenta-derived hormone in humans. J Clin Endocrinol Metab 88：914-919, 2003.
18) Kotani M, Katagiri F, Hirai T, et al. Plasma kisspeptin levels in male cases with hypogonadism. Endocr J 61：1137-1140, 2014.
19) Katagiri F, Kotani M, Hirai T, et al. The relationship between circulating kisspeptin and sexual hormones levels in healthy females. Biochem Biophys Res Commun 458：663-666, 2015.
20) Kotani M, Katagiri F, Hirai T, et al. Plasma kisspeptin levels in lactational amenorrhea. Gynecol Endocrinol 33：819-821, 2017.
21) Finkelstein JS, Lee H, Burnett-Bowie SA, et al. Gonadal steroids and body composition, strength, and sexual function in men. N Engl JMed 369：1011-1012, 2013.
22) de Kretser DM, Bussard JJ, Okuma Y, et al. The role of activin, follistatin and inhibin in testicular physiology. Mol Cell Endocrinol 225：57-64, 2004.
23) Bilezikjian LM, Blount AL, Donaldson CJ, Vale WW. Pituitary actions of ligands of the TGF-beta family: activins and inhibins. Reproduction 132：207-215, 2006.
24) Basaria S. Androgen abuse in athletes: detection and consequences. J Clin Endocrinol Metab 95：1533-1543, 2010.
25) van Amsterdam J, Opperhuizen A, Hartgens F. Adverse health effects of anabolic-androgenic steroids. Regul Toxicol Pharmacol 57：117-123, 2010.
26) Rahnema CD, Lipshultz LI, Crosnoe LE, et al. Anabolic steroid-induced

hypogonadism: diagnosis and treatment. Fertil Steril 101 : 1271-1279, 2014.
27) Virtanen HE, Bjerknes RB, Cortes D, et al. Cryptorchidism : classification, prevalence and long-term consequences. Acta Paediatr 96 : 611-616, 2007.
28) Grumbach MM. A window of opportunity: the diagnosis of gonadotropin deficiency in the male infant. J Clin Endocrinol Metab 90 : 3122-3127, 2005.
29) Main KM, Schmidt IM, Skakkebaek NE. A possible role for reproductive hormones in newborn boys: progressive hypogonadism without the postnatal testosterone peak. J Clin Endocrinol Metab 85 : 4905-4907, 2000.
30) Hughes IA, Acerici CL. Factors controlling testis descent. Eur J Endocrinol 159 : S75-82, 2008.
31) Foresta C, Zuccarello D, Garolla A, Ferlin A. Role of hormones, genes, and environment in human cryptorchidism. Endocr Rev 29 : 560-580, 2008.
32) Atkinson PM, Epstein MT, Rippon AE. Plasma gonadotropins and androgens in surgically treated cryptorchid patients. J Paediatr Surg 10 : 27-33, 1975.
33) Lee PA, Coughlin MT. Leydig cell function after cryptorchidism: evidence of the beneficial result of early surgery. J Urol 167 : 1824-1827, 2002.
34) Harrington J, Palmert MR. Clinical review: Distinguishing constitutional delay of growth and puberty from isolated hypogonadotropic hypogonadism: critical appraisal of available diagnostic tests. J Clin Endocrinol Metab 97 : 3056-3067, 2012.
35) Harman SM, Metter EJ, Tobin JD, et al. Longitudinal effects of aging on serum total and free testosterone levels in healthy men. Baltimore Longitudinal Study of Aging. J Clin Endocrinol Metab 86 : 724-731, 2001.
36) Miraoui H, Dwyer AA, Sykiotis GP, et al. Mutations in FGF17, IL17RD, DUSP6, SPRY4, and FLRT3 are identified in individuals with congenital hypogonadotropic hypogonadism. Am J Hum Genet 92 : 725-743, 2013.
37) Hardelin J-P, Dodé C. The complex genetics of Kallmann syndrome: KAL1,

FGFR1, FGF8, PROKR2, PROK2, et al. Sex Dev 2：181-193, 2008.
38) Kalyani RR, Gavini S, Dobs AS. Male hypogonadism in systemic disease. Endocrinol Metab Clin North Am 36：333-348, 2007.
39) Karagiannis A , Harsoulis F. Gonadal dysfunction in systemic diseases. Eur J Endocrinol 152：501-513, 2005.
40) Matthiesson KL, McLachlan RI, O'Donnell L, et al. The relative roles of follicle-stimulating hormone and luteinizing hormone in maintaining spermatogonial maturation and spermiation in normal men. J Clin Endocrinol Metab 91：3962-3969, 2006.
41) Page ST, Kalhorn TF, Bremner WJ, et al. Intratesticular androgens and spermatogenesis during severe gonadotropin suppression induced by male hormonal contraceptive treatment. J Androl 28：734-741, 2007.
42) Roth MY, Page ST, Lin K, et al. Dose-dependent increase in intratesticular testosterone by very low-dose human chorionic gonadotropin in normal men with experimental gonadotropin deficiency. J Clin Endocrinol Metab 95：3806-3813, 2010.
43) Pitteloud N, Hayes FJ, Dwyer A, et al. Predictors of outcome of long-term GnRH therapy in men with idiopathic hypogonadotropic hypogonadism. J Clin Endocrinol Metab 87：4128-4136, 2002.
44) Ley SB, Leonard JM. Male hypogonadotropic hypogonadism: factors influencing response to human chorionic gonadotropin and human menopausal gonadotropin, including prior exogeneous androgens. J Clin Endocrinol Metab 61：746-752, 1985.
45) Pitteloud N, Dwyer A. Hormonal control of spermatogenesis in men: therapeutic aspects in hypogonadotropic hypogonadism. Ann Endocrinol (Paris) 75：98-100, 2014.
46) Dwyer AA, Sykiotis GP, Hayes FJ, et al. Trial of recombinant follicle-stimulating hormone pretreatment for GnRH-induced fertility in patients with congenital hypogonadotropic hypogonadism. J Clin Endocrinol Metab 98：E1790-1795, 2013.

47) Matsumoto AM, Snyder PJ, Bhasin S, et al. Stimulation of spermatogenesis with recombinant human follicle-stimulating hormone (follitropin alfa; GOANL-f) : long -term treatment in azoospermic men with hypogonadotropic hypogonadism. Fertil Steril 92 : 979-990, 2009.
48) Wang C, Alexander G, Berman N, et al. Testosterone replacement therapy improves mood in hypogonadal men: a clinical research center study. J Clin Endoclinol Metab 81 : 3578-3583, 1996.
49) Schulte-Beerbühl M, Nieschlag E. Comparison of testosterone, dihydrotestosterone, luteinizing hormone, and follicle-stimulating hormone in serum dihydrotestosterone after injection of testosterone enanthate of testosterone cypionate. Fertil Steril 33 : 201-203, 1980.
50) Snyder PJ, Lawrence DA. Treatment of male hypogonadism with testosterone enantate. J Clin Endocrinol Metab 51 : 1335-1339, 1980.
51) Wang C, Harnett M, Dobs AS, Swerdloff RS. Pharmacokinetics and safety of long-acting testosterone undecanoate injection in hypogonadal men: an 84-week phase Ⅲ clinical trial. J Androl 31 : 457-465, 2010.
52) Amory JK, Matsumoto AM. The therapeutic potential of testosterone patches. Expert Opin Investig Drugs 7 : 1977-1985, 1998.
53) Wang C, Shwerdloff RS, Iranmanesh A, et al. Transdermal testosterone gel improves sexual function, mood, muscle strength, and body composition parameters in hypogonadal men. J Clin Endocrinol Metab 85 : 2839-2853, 2000.
54) Basaria S, Coviello AD, Travison TG, et al. Adverse events associated with testosterone administration. N Engl J Med 363 : 109-122, 2010.
55) Kallmann FJ, Schoenfeld WA, Barrera SE. The genetic aspect of primary eunuchoidism. Am J Ment Defic 48 : 203-236, 1944.
56) Schwanzel-Fukuda M, Pfaff DW. Origin of luteinizing hormone-releasing hormone neurons. Nature 338 : 161-164, 1989.
57) Wierman ME, Kiseljak-Vassiliades K, Tobet S. Gonadotropin-releasing hormone (GnRH) neuron migration: initiation, maintenance and cessation

as critical steps to ensure normal reproductive function. Front Neuroendocrinol 32：43-52, 2011.
58) Izumi Y, Tatsumi K, Okamoto S, et al. A novel mutation of the KAL1 gene in Kallmann syndrome. Endocr J 46：651-658, 1999.
59) Matsuo T, Okamoto S, Izmumi Y, et al. A novel mutation of the KAL1 gene in monozygotic twins with Kallmann syndrome. Eur J Endocrinol 143：783-787, 2000.
60) Kaplan JD, Bernstein JA, Kwan A, et al. Clues to an early diagnosis of Kallmann syndrome. Am J Med Genet A 152A：2796-2801, 2010.
61) Brioude F, Bouligand J, Trabado S, et al. Non-syndromic congenital hypogonadotropic hypogonadism: clinical presentation and genotype-phenotype relationships. Eur J Endocrinol 162：835-851, 2010.
62) 岡本新悟，佐藤勝則，Mohammad Selim Reza. Kallmann 症候群 . Clin Neuroscience 39：616-617, 2021
63) 岡本新悟 . Kallmann 症候群 . 浦上克哉ほか編：図説 神経機能解剖テキスト pp21-23. 文光社 , 2017.
64) 岡本新悟，モハメッド・セリム・レザ，榑松由佳子，ほか．Kallmann 症候群の KAL1 遺伝子解析と告知ならびに生涯ケア．日本遺伝カウンセリング学会誌 26：49-54, 2005.
65) Okamoto S, Mimura M, Mochi T, et al. A male case of Kallmann's syndrome: fertility induced by gonadotropin（hCG/hMG）therapy. J Nara Med Ass 49：50-56, 1998.
66) Ishii T, Sasaki G, Hasegawa T, et al. Testosterone enanthate therapy is effective and independent of SRD5A2 and AR gene polymorphisms in boys with micropenis. J Urol 172：319-324, 2004.
67) Groth KA, Skakkebaek A, Høst C, et al. Clinical review: Klinefelter syndrome-a clinical update. J Clin Endocrinol Metab 98：20-30, 2013.
68) Lanfranco F, Kamischke A, Zitzmann M, Nieschlag E. Klinefelter's syndrome. Lancet 364：273-283, 2004.
69) Aksglaede L, Skakkebaek NE, Almstrup K, Juul A. Clinical and biological

parameters in 166 boys, adolescents and adults with nonmosaic Klinefelter syndrome: a Copenhagen experience. Acta Paediatr100：793-806, 2011.
70) 岡本新悟．クラインフェルター症候群に対する生涯ケアとテストステロン治療．日本遺伝カウンセリング学会誌 25：75-80, 2004.
71) 岡本新悟，佐藤勝紀．クラインフェルター症候群：難治性疾患（難病）を学ぶ．遺伝子医学 10：115-122, 2020.
72) Wu FC, Tajar A, Beynon JM, et al. Identification of late-onset hypogonadism in middle-aged and elderly men. N Engl J Med 363：123-135, 2010.
73) Kaufmann JM, Vermeulen A. The decline of androgen levels in elderly men and its clinical and therapeutic implications. Endocr Rev 26：833-876, 2005.
74) Corona G, Rastrelli G, Maggi M. Diagnosis and treatment of late-onset hypogonadism: systematic review and meta-analysis of TRT outcomes. Best Pract Res Clin Endocrinol Metab 27：557-579, 2013.
75) Wylie K, Kenney G. Sexual dysfunction and the ageing male. Maturitas 65：23-27, 2010.
76) Srinivas-Shankar U, Roberts SA, Connolly MJ, et al. Effects of testosterone on muscle strength, physical function, body composition, and quality of life in intermediate-frail and frail elderly men: a randomized, double-blind, placebo-controlled study. J Clin Endocrinol Metab 95：639-650, 2010.

参考資料

1）Shiomo Melted（Author），et al. Williams Textbook of Endocrinology：13th Edition. Elsevier. 2016.
2）Jameson JL（eds），et al. Endocrinology：Adult & Pediatric：7th Edition. Elsevier. 2016.
3）Alexander S, Kauffman,Jeremy T Smith：Kisspeptin Signaling in Reproductive Biology. Springer. 2013.
4）岡本新悟：成長障害を伴う内分泌疾患のスクリーニング法：WHAMES 法（第Ⅱ版）. 奈良県発育異常研究会，2012.
5）岡本新悟，脳腫瘍術後の下垂体機能低下症の治療（第Ⅴ版）. 奈良県発育異常研究会，2016.
6）岡本新悟：「バングラデシュへの道」岡本海外医療援助基金，2011.
7）Mohammad Selin Reza, Shingo Okamoto: Your Dream is My Dream：Ten year walk of Okamoto Medical Center. 2019.

おわりに
主治医の祈り—わたしの医療を振りかえって—

医師を志し内分泌疾患の臨床と研究を続けてきて50年を超える。このたび「男子性腺機能低下症」についての私の臨床の集大成として，メディカルレビュー社から本書を出版することになった。最初は『男子性腺機能低下症』という書籍タイトルを予定していたが，私の原稿を見た編集者の坂木繭子氏から『主治医の祈り』という書籍タイトルを付けることを提案いただいた。私の文章の背後に流れる，患者さんに対する祈るような思いが感じ取れたからとのことであった。それを聞いて私は面はゆい感じと，私の文章の一体どこにそのような思いを感じていただいたのか，むしろわたしの医療を振りかえってみるきっかけとなった。

おわりに　主治医の祈り―わたしの医療を振りかえって―

私は医家の家庭に育ったためか，高校時代はむしろ医師になることにためらいがあった。ある雪の降りしきる夜，車で1時間かかる山奥に住む患者さんが危篤で父が往診に行くことになった。母が病で寝込んでいたため，私が車のタイヤにチェーンを付けるのを手伝って，雪の降りしきる中を出ていく父を見送った。テールランプが舞い上がる雪を照らしながら遠くに消えていく父の後ろ姿を見送ったとき，「自分も医師になる」と決心した。

そして奈良県立医科大学に入学し，医学生の6年間は先の進路に迷いながらも楽しい日々を過ごした。そのときの同級生の素敵な女性が小児科医の妻である。ちょうど卒業前頃から1970年代の学園紛争が激しくなり，当時の私は学生ストを決議したときの学年代表であった。講義はなかったが，臨時の講話があり，そのときの講師が後に奈良県立医科大学の学長となられた辻井正先生であった。辻井先生は，最近手に入れられたというシャーリーとギルマンのノーベル賞受賞のいきさつを書いた単行本を手に，興奮気味に「大変な発見だよ，僕は感激したね。視床下部から下垂体を刺激するホルモンが発見されて，さらに下垂体を刺激するホルモンを発見しようと世界の研究者たちがしのぎを削っている話でね。」とご自身でその研究を推し進めたいご様子であった。その話が私にとってあまりにも感動的であったため，図書館で医学雑誌に目を通し，そのような研究をされている先生がどこにおられるか調べてみた。たまたま下垂体と副腎皮質ホルモンの調節に関する研究をされていた東京大学第三内科の井林博先生（後の九州大学教授）の紹介があり，井林先生のもとで研究されていた村川章一郎先生のお名前にたどりついた。村川先生はボストンのタフツ大学から帰って来られたばかりで，杏林大学に教授として着任されていた。私は怖いもの知らずにも村川先生の指導を仰ぎたく奈良から出かけて行き，幸いにも先生に直接ご指導をいただくお許しを得た。村川先生は私にとって臨床医学の学問的な面だけでなく，医師とはいかにあるべきか，また医療はいかにあるべきかという最も根源的な「医の倫理と哲学」を，身をもって教え導いてくださった最大の恩人である。村川先生の一言一言が研究の場や日常臨床の場で思い起こされ，何年もたって先生の意図されていた意味を理解することができたことも多く，今もって先生のご指導をいただいていることになる。当時，私は村川先生のご自宅の近くに家を借り，病院から帰宅するときには先生のお供をしてお話を聞かせていただくのが楽しみであった。10年近く村川先生にお世話になっていたが，奈良県で開業していた父ががんで急逝《きゅうせい》したため，急遽《きゅうきょ》奈良県に帰ることになった。そのとき村川先生は私に「岡本君，内分泌の臨床ならどこに行っても大丈夫ですよ。」と不安そうな私の門出《かどで》に激励《げきれい》の言葉をいただいた。村川先生は平成27年に亡くなられたが，本書の冒頭ページに【村川章一郎先生に捧げる】として先生のお言葉を紹介しており，また先生のお人柄については村川先生の退任記念文集に『良き師に巡り合えた幸せ』と題して一文を寄稿している。

そして私は自宅の医院を継ぐために奈良県に帰って，しばらく開業医として患者さんを診ていた。そんなとき村川先生の「医療の原点は往診だよ。」と言われた言葉を思い出して，往診をされたことのない先生の言葉であったが実感をもって納得させられた。奈良県に帰って開業医として多忙に明け暮れている頃，学生時代に私を内分泌の世界にいざなってくださった辻井正先生から直々に連絡をいただいた。私が東京で内分泌の臨床と研究で少し仕事をしてきたことに目をとめていただき，「岡本君，その年で開業医はもったいないよ，僕のところで内分泌の講義と指導をやってくれないか。」と夢のような話をいただいた。辻井先生の熱のこもったお言葉に圧倒されながら，私も大学での仕事に夢を膨らませていった。

そして最初の仕事として，内分泌疾患のスクリーニング法「ＷＨＡＭＥＳ法」を考案し，学校健診と協力して，成長障害をはじめターナー症候群や，クラインフェルター症候群，そしてのちのち日本で最も多く手がけることになったカルマン症候群の第１症例もこのときのスクリーニングで発見し診断することができた。３年間のスクリーニングの解析結果を辻井先生にご報告に上がったところ，先生は「素晴らしい結果だね，臨床研究とはこうありたいね，この研究をしっかり発展せるように。」と激励をいただき，第８回 国際内分泌学会（１９８８年，京都）で発表させていただいた。当日，私の発表に対して，本書に推薦文をいただいた横谷進先生から貴重な質問をいただいた。またＷＨＡＭＥＳ法の本にも推薦文をいただいている。ＷＨＡＭＥＳ法は日本学校医学会でも取り上げられ，教育講演をさせていただくとともに，その後は各県の医師会からの要請もあり全国各地で講演させていただくことになった。このように学校健診によるスクリーングをベースとした臨床を続けることで，奈良県立医科大学の在籍中に，成長ホルモン分泌不全性低身長症を100例以上，ターナー症候群40例，クラインフェルター症候群20例の治療を担当することになった。特にカルマン症候群のような男子性腺機能低下症の患者さんは発見が遅れ，思春期年齢でも二次性徴の初来《しょらい》がないことで強いコンプレックスを抱きながら将来に望みを抱けないことから自死を考えたと打ち明けてくれる患者さんも少なくなかった。そしてカルマン症候群と診断して治療について「ゴナドトロピン療法という治療法があります。治療を続けることで男性としても二次性徴が進み，精子もできて子どももできるようになりますよ。」と伝えると，今までの辛かった思いが吹っ切れて喜びのあまり涙する患者さんが少なくなかった。その姿を見て，若者がそこまで強いコンプレックスを抱きながら生きてきたそれまでの人生を想像して，私も心中，胸が詰まる思いであった。そのような患者さんを数多く経験しながら，診断されていないカルマン症候群の患者さんたちはいったいどうしているのだろうかと思いを巡らせた。コンプレックスにさいなまれ，恥ずかしさのあまり病院に相談に行くこともできず，1人で悶々《もんもん》と悩んでいることが分かった。そのため私は，約15年前から匿名《とくめい》で相談できる「カルマン症候群の相談窓口」(iryousoudan-ok@hotmail.co.jp)を開設し，患者さんからの相談を受けている。そしてこの15年間にカルマン症候群だけでも100例を超え，また嗅覚欠損を伴わない特発性低ゴナドトロピン性性腺機能低下症を50例近く発見し治療を行っている。症例数では日本一であり国際学会や日本内分泌学会で発表し査読高得点演題として高い評価を受けた。そして浜松医科大学の緒方勤先生と国立成育医療研究センターの深見真紀先生に遺伝子解析をお願いし，共同研究を続けている。そしてこの遺伝子解析の結果をベースに新たな早期発見の方法と治療法の開発に夢を追っている。

おわりに　主治医の祈り ―わたしの医療を振りかえって―

ここで私がなぜ「男子性腺機能低下症」の臨床に打ち込むようになったかである。同じ内分泌・代謝の領域でも甲状腺疾患や糖尿病の治療とは根本的に異なる点がある。患者さんたちは20歳代，30歳代の若者で，二次性徴の初来がなく悩み，強いコンプレックスにさいなまれ，苦しみながらやっと私のところにたどり着いたのである。そして治療を始めて次第に二次性徴が完成し，心身ともに男性らしく自信をもてるようになり，今まで考えもしなかった女性とも付き合って結婚し，子どもができましたと奥様と一緒にお礼に来られ，患者さんとともに喜びを分かち合うという経験をした。こうした祈るような思いでの診療は，他の内分泌・代謝疾患では経験できない世界であると思う。本書はその心を抱きながら，ぜひ次の世代に残しておかなければとの思いで書き続けた著書であり，医学知識だけでなく，むしろ患者さんの辛い思いを理解いただけるようにと患者さんの声も紹介した。その一面を編集者の坂木繭子氏が垣間見て，書籍タイトルを推挙していただいたと思っている。

最後に少し紹介しておきたい私の医療に対する取り組みがある。私は人間の不幸の根源は不平等にあり，病こそ最初に援助を必要とする不平等であると考えている。それを解決する考え方が「医療の機会均等」である。その実践のため，バングラデシュの医師 Mohammad Selim Reza 氏とともにバングラデシュのガジプール地区の無医村に「Okamoto Medical Center」という病院を開設し，多くの方々からの寄付にも支えられ発展している。私と Reza 氏の出会いは２００４年に遡る。当時，Reza 氏はバングラデシュのダッカにある病院で働く29歳の外科医であった。私が考案したスクリーニング法「ＷＨＡＭＥＳ法」は，目視の経過観察で成長障害の子どもを早期発見できることから Reza 氏の目にとまり，私の指導を受けたいとの英文の手紙が届いた。手紙を受け取った当初，私はバングラデシュからの出稼ぎの方便かとすら疑ったが，Reza 氏はバングラデシュでトップのノートルダムカレッジを優秀な成績で卒業した後，チッタゴン大学医学部を奨学金で卒業したバングラデシュのスーパーエリート医師であり，彼が卒業した大学の学長の推薦状も添えられていた。しっかりした文章力と経歴から彼を信頼し，2004年に彼を留学生として受け入れることにした。Reza 氏が大学の私の部屋に挨拶に来たときの様子を，今でもはっきり覚えている。礼儀正しく比較的寡黙な青年で，彼の目元から，温かい人間性と頭脳明晰さがうかがえた。その後4年間にわたり Reza 氏を指導し，彼の仕事ぶりは私が書いた小冊子『バングラデシュへの道』（図33）に紹介している。彼はむしろ日本人も及ばない細やかな心配りができる青年であった。Reza 氏は4年間の研究生活を終え，内分泌学のフェローシップを得て故郷に帰ることになり，東京で行われた学会のついでに観光バスで東京見物を楽しんでもらい，浅草寺の境内で一緒に簡単な食事をしていると，Reza 氏がいつになく落ち着かない様子で「先生，お願いがあります。」と言い，彼の故郷の村に診療所を開設する資金を貸してほしいと私に相談してきた。彼の育った人口20万人の村は無医地区で，現代医療から見放された地域であった。優秀な彼をしても医療機関が存在しない場所で医療は実践できず，村のために何もできないことに，彼はいつもうしろめたさを感じていたとのことであった。

私はその年の10月に大学を退職していたため，そのすべての退職金をもとに

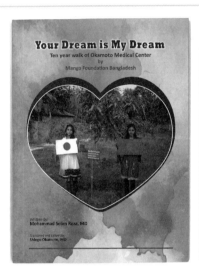

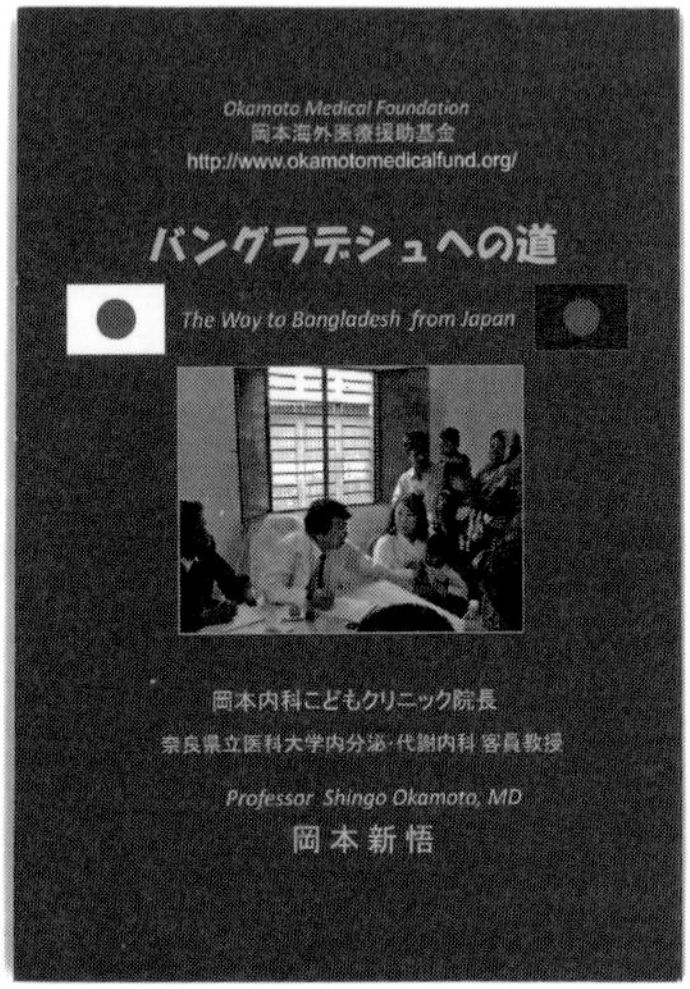

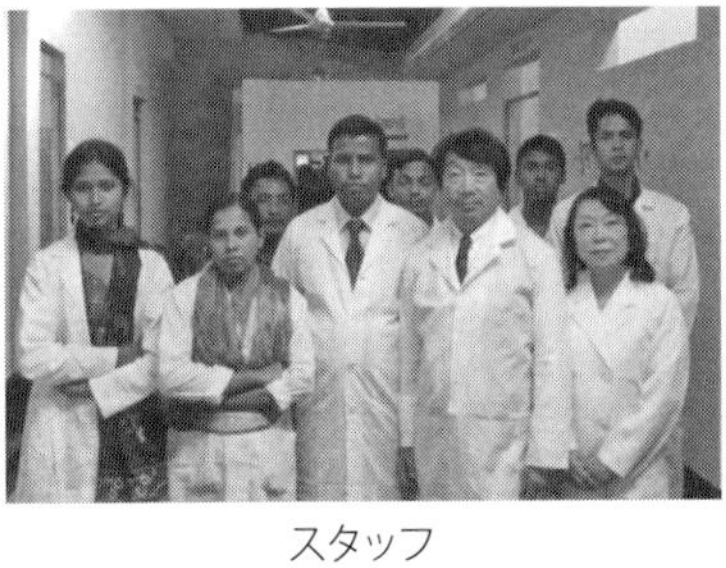
スタッフ

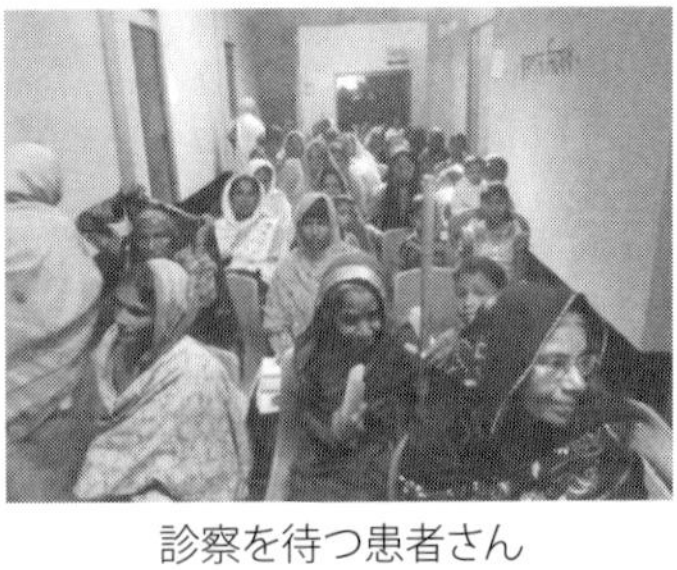
診察を待つ患者さん

図 33　冊子『バングラデシュへの道』

「岡本国際医療援助基金」を設立し，彼に全額を援助することにした。彼はその資金で，２００９年にバングラデシュに入院施設を備えた診療所「Okamoto Medical Center」と薬局を建設した。こうしてReza氏は医療を行う環境を得たが，日本のような国民皆保険がない国では，医療費と薬剤費は全額が自己負担である。お金を払える患者さんばかりではなく，このままでは病院の経営が成り立たないことが分かった。そこで，中国の故事「杏林」（医師の董奉は，治療代の代わりに患者に杏の苗を植えてもらい，いつしか森ができたという良医のたとえ）になぞらえ，診療所の近くに2ヘクタールの土地を購入して，マンゴー農園を造園した。私の国際医療援助に賛同してくださる方からマンゴーの苗を1本1万円で買ってもらい，その方の名前を付けたマンゴーの苗を植樹する。マンゴーは5年で素晴らしい実が収穫でき，お金を払えない患者さんの医療費に充当される仕組み「マンゴー基金」を設立した。「マンゴー基金」にこれまで約360名の方から累計1,500万円の寄付があり，病院は経済的に自立できるようになった。エコーやレントゲン装置を整え病院を拡張して，かつての無医村にReza氏と共に現代医療を届けることができ，さらなる発展を夢見ている。現在，身寄りのない寡婦の面倒をみる「マンゴーホーム」と，乳製品から病院の維持に必要な資金を得るための牧場として「Okamoto Japan-Bangladesh Friendly Diary Farm」の建設も進んでいる。

そして２０１９年，特に病院に付属するマンゴー農園にマンゴーの苗を植えることで医療費を支援するシステムである「マンゴー基金」の構築と功績によって第71回 保健文化賞を受賞し，令和元年に天皇皇后両陛下に拝謁《はいえつ》を賜《たまわ》った。さらに結婚以来，医療に同じ志と夢を追い求めてきた小児科医師の妻，和美もまた，児童虐待防止活動への貢献により，２０２３年に第75回 保健文化賞を受賞し，夫婦そろっての喜ばしい結果となった。

私の50年の医師としての歩みを振りかえれば，多くの方々との出会いの中で教えをいただき，導いていただき，また道を与えていただいた。その１つひとつのご恩に感謝しながら，これからも「祈る心」をもって患者さんに接していきたい。

了

おわりに　主治医の祈り —わたしの医療を振りかえって—

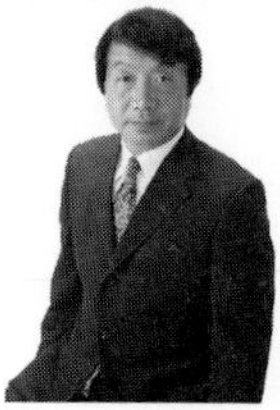

岡本 新悟（おかもと しんご） 医学博士

【略　歴】

昭和 47 年 3 月	奈良県立医科大学 卒業
昭和 47 年 5 月	杏林大学第三内科 レジデント〔村川章一郎教授に臨床内分泌学の指導を受ける〕
昭和 55 年 4 月	同大学第三内科 非常勤講師
平成 2 年 6 月	奈良県立医科大学第三内科 講師
平成 7 年 11 月	同大学内科 准教授
平成 17 年 4 月	同大学教育開発センター 准教授（兼任）
平成 19 年 10 月	同大学退職
平成 19 年 10 月～現在	岡本内科こどもクリニック 院長
平成 20 年 1 月	奈良県立医科大学 客員教授
平成 20 年 4 月	Okamoto Medical Center Bangladesh 理事長
平成 24 年 4 月	奈良県立医科大学 臨床教授
平成 28 年 4 月	畿央大学 客員教授　（現在に至る）

【受　賞】

平成 23 年 12 月	第 2 回 あしたのなら表彰
令和元年 12 月	第 71 回 保健文化賞

【所属学会】

日本内科学会認定 総合内科専門医
日本内分泌学会認定 内分泌・代謝専門医
日本糖尿病学会認定 専門医・指導医
米国糖尿病学会 特別会員

主治医《しゅじい》の祈《いの》り ～男子《だんし》性腺《せいせん》機能《きのう》低下《ていか》症《しょう》～　　定価　本体 2,000 円（税別）

2023 年 11 月 20 日　第 1 版第 1 刷発行 ©

著　者／岡本新悟《おかもとしんご》

発行者／松岡武志

発行所／株式会社メディカルレビュー社

〒113-0034　東京都文京区湯島 3-19-11　湯島ファーストビル
電話 /03-3835-3041 ㈹
編集制作部　電話 /03-3835-3043　FAX/03-3835-3040
出版管理グループ　電話 /03-3835-3049　FAX/03-3835-3075
✉ sale@m-review.co.jp
〒541-0046　大阪府大阪市中央区平野町 3-2-8　淀屋橋MIビル
電話/06-6223-1468 ㈹　FAX/06-6223-1245
http://publish.m-review.co.jp

印刷・製本／シナノ印刷株式会社
用紙／株式会社彌生

ISBN 978-4-7792-2670-0 C0047